A. Heese

Allergien gegen Latexhandschuhe

Studien zu Ursachen, Häufigkeiten und Risikofaktoren

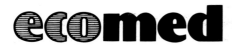

Hinweis:
Die Wiedergabe von Gebrauchsnamen, Handelsnamen, Warenbezeichnungen usw. in diesem Werk berechtigt auch ohne besondere Kennzeichnung nicht zu der Annahme, daß solche Namen im Sinne der Warenzeichen- und Markenschutzgesetzgebung als frei zu betrachten und daher von jedermann benutzt werden dürften. Medizin als Wissenschaft ist ständig im Fluß. Forschung und klinische Erfahrungen erweitern unsere Kenntnisse, insbesondere was Behandlung und medikamentöse Therapie anbelangt. Soweit in diesem Werk eine Dosierung oder eine Applikation erwähnt wird, darf der Leser zwar darauf vertrauen, daß Autor und Verlag größte Mühe darauf verwandt haben, daß diese Ausgabe genau dem Wissensstand bei Fertigstellung des Werkes entspricht. Dennoch ist jeder Benutzer aufgefordert, die Beipackzettel der verwendeten Präparate zu prüfen, um in eigener Verantwortung festzustellen, ob die dort gegebene Empfehlung für Dosierungen oder die Beachtung von Kontraindikationen gegenüber der Angabe in diesem Buch abweicht. Eine solche Prüfung ist besonders wichtig bei selten verwendeten Präparaten oder solchen, die neu auf den Markt gebracht worden sind. Für etwaige inhaltliche Unrichtigkeiten des Buches übernehmen Herausgeber und Verlag keinerlei Verantwortung oder Haftung.

ecomed-Umweltinformation
Dieses Buch wurde auf chlor- und säurefreiem Papier gedruckt.
Unsere Verlagsprodukte bestehen aus umweltfreundlichen und ressourcenschonenden Materialien.
Wir sind bemüht, die Umweltfreundlichkeit unserer Werke im Sinne wenig belastender Herstellverfahren der Ausgangsmaterialien sowie Verwendung ressourcenschonender Rohstoffe und einer umweltverträglichen Entsorgung ständig zu optimieren. Dabei sind wir bestrebt, die Qualität beizubehalten bzw. zu verbessern.
Schreiben Sie uns, wenn Sie hierzu Anregungen oder Fragen haben.

Die Deutsche Bibliothek – CIP-Einheitsaufnahme

Allergien gegen Latexhandschuhe : Studien zu Ursachen,
Häufigkeiten und Risikofaktoren / A. Heese. – Landsberg : ecomed
1997
  ISBN 3-609-62850-2

A. Heese
Allergien gegen Latexhandschuhe
Studien zu Ursachen, Häufigkeiten und Risikofaktoren
© 1997 ecomed verlagsgesellschaft AG & Co. KG
Rudolf-Diesel-Straße 3, 86899 Landsberg
Telefon 0 81 91/1 25-0, Telefax 0 81 91/1 25-2 92, Internet: http://www.ecomed.de
Alle Rechte, insbesondere das Recht der Vervielfältigung und Verbreitung sowie der Übersetzung, vorbehalten. Kein Teil des Werkes darf in irgendeiner Form (durch Fotokopie, Mikrofilm oder ein anderes Verfahren) ohne schriftliche Genehmigung des Verlages reproduziert oder unter Verwendung elektronischer Systeme gespeichert, verarbeitet, vervielfältigt oder verbreitet werden.
Satz: FotoSatz Pfeifer GmbH, 82166 Gräfelfing
Druck: Kessler Verlagsdruckerei, 86399 Bobingen
Printed in Germany · 620850/797305
ISBN 3-609-62850-2

A. Heese

Allergien gegen Latexhandschuhe

Studien zu Ursachen,
Häufigkeiten und Risikofaktoren

Geleitwort

Zu den besorgniserregendsten allergologischen Entwicklungen der Gegenwart gehört die rapide Zunahme von Überempfindlichkeitsreaktionen gegen Naturlatex, das zur Herstellung von Gummihandschuhen benötigte Produkt aus der Rinde des Kautschukbaums. Nachdem seit 100 Jahren das Tragen von Gummihandschuhen zum operativen Standard in der Medizin gehört, vor über 60 Jahren erstmals Ekzemreaktionen auf Gummi bekannt wurden, häufen sich seit Mitte der 80er Jahre weltweit Berichte über eine auffällige Zunahme von Latex-Allergien besonders bei Angehörigen medizinischer Berufe. Wurden bis in die 90er Jahre meist Allergien vom sog. Spättyp gegen Gummihilfsstoffe (Vulkanisationsbeschleuniger etc.) konstatiert, so dominieren seither Allergien vom sog. Soforttyp gegen genuine Bestandteile des Latexgummis selbst.

Derartige Allergien führen nicht nur zu Kontaktentzündungen an den Händen, sondern können sich stadienhaft über Schleimhautreaktionen (Asthma bronchiale) bis zum deletären Kreislaufschock steigern. Da Naturlatex außer in Gummihandschuhen auch in zahlreichen Gebrauchsgegenständen des täglichen Lebens enthalten ist, andererseits Latex-Allergien im Medizinalwesen erhebliche praktische und ggf. berufshindernde Auswirkungen haben, ist hier ein weltweites Gesundheitsproblem entstanden, an dessen Lösung fieberhaft gearbeitet wird. Zweifellos hat die im Zusammenhang mit der AIDS-Prophylaxe global geforderte und betriebene Verwendung von Gummihandschuhen (neben Kondomen und anderen Latexprodukten) diese Situation mit herbeigeführt, wobei die Qualität der auf den Markt geworfenen Massenproduktion von Latexhandschuhen aus allergologischer Sicht oft sehr zu wünschen übrig läßt.

In diesem Buch geht Frau Priv.-Doz. Dr. A. Heese den allergologischen Ursachen und Auswirkungen dieser dramatisch gewordenen Entwicklung unter Zugrundelegung langjähriger eigener klinischer und grundlagenorientierter Forschungsarbeiten in umfassender Weise nach. Zu ihren Arbeiten gehörte auch die Aufdeckung der Prävalenzraten von Typ-I- bzw. Soforttyp-Allergien gegen Latex bei Angehörigen sog. Risikogruppen (Studierende der Medizin oder Zahnmedizin, Patienten mit latenter oder manifester Atopie, Patienten mit Spina bifida oder multipel operierten urologischen Fehlbildungen) einschließlich Aufklärung der zur Allergie führenden Risikoeinflüsse. Einige Ergebnisse dieser Untersuchungen verdeutlichen das Ausmaß der Bedrohung: Bei Studierenden der Zahnmedizin nahmen im Laufe des klinischen Studiums manifeste Latex-Allergien von 2 % auf über 10 % zu. Patienten mit manifester Schleimhaut-Atopie (Nase, Bindehaut oder Bronchien) zeigten eine Latexallergie-Quote von 14% gegenüber 4,9% bei klinisch symptomfreien Atopikern mit nur positiven Testreaktionen. Auch immunserologisch ließen sich bei Medizinstudenten mit Atopie wesentlich häufiger als bei den nicht-atopischen Vergleichsstudenten (33 % versus 14,2 %) spezifische Latexantikörper mit erhöhten Titerwerten im Serum nachweisen.

Geleitwort

Da auch der Prozentsatz von Latexallergikern mit generalisierter Soforttyp-Reaktion in den letzten Jahren dramatisch - von 10,7 % auf 40,8 % bei den in Erlangen untersuchten Patienten - angestiegen ist und davon auch Patienten mit häufig operationsbedürftigen Fehlbildungen (besonders Kinder mit spinalen oder urogenitalen Defektbildungen) betroffen sind, sind präventivmedizinische Maßnahmen gegen diese bedrohliche Entwicklung von hoher Dringlichkeit. Hier hat Frau Dr. Heese das besondere Verdienst, in systematischen Studien mit ihrer Arbeitsgruppe wirksame Maßnahmen zur Vorbeugung von Latexallergien mit am ersten entwickelt und wissenschaftlich begründet zu haben. Sie konnte zeigen, daß bei Verwendung ungepuderter, gewaschener und ggf. resterilisierter Latexhandschuhe die Konzentration an wasserlöslichen allergenhaltigen Latexproteinen, und damit auch deren Sensibilisierungspotential erheblich abgestimmt. Inzwischen sind auch die relevanten Hauptallergien im Latexgummi zum Teil molekularimmunologisch aufgeklärt, so daß der Weg zu einer spezifisch Antigen-bindenden Immuntherapie offen ist. Jedoch sind neue allergologische Probleme durch das häufige Vorkommen paralleler Hautreaktionen auf Latex-Allergene und exotische Früchte (besonders Banane und Avocado) entstanden. Bei diesen sog. Kreuzreaktionen dürften gemeinsame antigene Determinanten, oder homologe Strukturkomponenten in den für die Auslösung der allergischen Reaktionen erforderlichen Zellrezeptoren, von ursächlicher Bedeutung sein. Jedoch ist das Puzzle-Spiel dieser verwirrenden Kreuz- oder Simulationsreaktion ebenso wie die Frage nach der Ursachenfolge – erst Latex-, dann Frucht-Allergie oder umgekehrt? - noch ungeklärt. Auch auf diese offenen Fragen gibt Frau Dr. Heese im aktuellen Schlußteil ihrer Monographie genaue, dem gegenwärtigen medizinischen Kenntnisstand entsprechende Antworten.

Die praktischen Konsequenzen der vorgelegten Studienergebnisse sind ebenso einfach wie dringlich: Möglichst nur noch Herstellung Latex-freier oder zumindest Protein-armer, ungepuderter Handschuhe und anderer Gebrauchsgegenstände aus Gummi. Die schlüssige Relevanz und weitgehende Übereinstimmung aller Studien macht diese Forderung unabweisbar, so daß auch die Gummi-herstellende Industrie bereits mit allergenfreien - freilich teureren - Produkten reagiert. Jedoch darf wegen der hohen Allergierisiken die Umstellung auf Allergen-freie Latexhandschuhe nicht an den Kosten scheitern. Auch im Operationssaal lassen sich mit den am Schluß des Buches genannten Präventivmaßnahmen Latex-allergische Reaktionen für die Patienten weitgehend vermeiden.

Es ist sehr zu hoffen, daß die hier mit umfassender Kompetenz dargelegten Untersuchungsergebnisse rasch die Aufmerksamkeit der medizinischen und industriellen Fachwelt finden und wirksame Schlußfolgerungen gezogen werden. Wenn das verfügbare Wissen um die Entstehung und Verhütung von Latex-Allergien sachkundig umgesetzt wird, kann weiterer Schaden vermieden werden. „Wo Gefahr ist, wächst das Rettende auch" (Hölderlin). Nicht diffuse Ängste oder voreilige Schuldzuweisungen, sondern konsequente Maßnahmen sind gefragt.

Erlangen, im Juli 1997   Professor Dr. med. Otto P. Hornstein

Vorwort

Allergien gegen Naturlatex-Handschuhe stellen seit Jahren eine berufsdermatologische Herausforderung dar, zumal 10 % der Angestellten in medizinischen Berufen betroffen sind. Selten hat ein allergologisches Thema in kurzer Zeit eine so große und vielfältige internationale Bedeutung gewonnen. Gleichzeitig ist das Thema der „Naturlatex-Allergien" aber auch ein Paradebeispiel für die Effektivität einer konsequenten, interdisziplinären Kooperation zwischen Klinikern, Wissenschaftlern und Industrie. Nur hierdurch war eine akute Erfassung relevanter Aspekte dieses Themas und die kurzfristige praktische Umsetzung neu gewonnener Erkenntnisse möglich.
In der vorliegenden Monographie wird u.a. der Stellenwert allergischer Reaktionen gegen Naturlatex-Handschuhe untersucht. Umfassende Daten zur Epidemiologie und zu Auslösern von Typ-I- und Typ-IV-Allergien gegen Latexhandschuhe in den letzten Jahren sowie die Ergebnisse gezielter Untersuchungen unterschiedlicher Risikokollektive (Zahnmedizinstudenten des 2. bis 10. Semesters, Medizinstudenten im letzten Ausbildungsabschnitt, Patienten mit atopischen Erkrankungen, Kinder mit Spina bifida) unterstreichen die besondere Notwendigkeit einer intensiven Aufklärungsarbeit und Prävention sowie einer frühzeitigen Diagnostik. Da bis heute keine standardisierten Testsubstanzen zur Diagnostik von Typ-I-Allergien gegen Naturlatex zur Verfügung stehen, wird anhand vergleichender Prick-Testungen mit unterschiedlichen Naturlatex-haltigen Testmedien, Handschuh-Provokationstestungen und In-vitro-Untersuchungen ein vorläufiger diagnostischer Leitfaden vorgeschlagen. Hierin inbegriffen sind Empfehlungen zur Abklärung von Schleimhautsymptomen bei Latexallergikern aufgrund der Ergebnisse unserer Studien.
Die Arbeitsplatz-erhaltende Rehabilitation von Latexallergikern mit Schleimhautsymptomen führt häufig nicht zur kompletten Beschwerdefreiheit und stößt leider nicht selten auf wirtschaftliche und organisatorische Probleme. Deshalb kommt der Prävention eine sehr wichtige Aufgabe zu. Die Erarbeitung von Kriterien für einen allergenarmen Naturlatex-Handschuh, die Proteinkonzentrationen, irritatives Potential der Handschuhe sowie allergologische Eigenschaften von Gummiinhaltsstoffen berücksichtigt, soll eine Hilfestellung bei der zwingend notwendigen Umstellung medizinischer Einrichtungen auf geeignete Handschuhe sein.
In einem Anhangkapitel zur vorliegenden Monographie werden ergänzende Daten zu Häufigkeiten von Latexallergien in medizinischen und nicht-medizinischen Risikogruppen vorgestellt. Das spannende Thema der allergologisch relevanten Latexproteine mit teilweise bekannter Primärstruktur sowie von Kreuzreaktionen zwischen Naturlatex und unterschiedlichen exotischen Früchten berücksichtigt den derzeitigen wissenschaftlichen Kenntnisstand. Die enormen Fortschritte auf diesem Gebiet, die nur durch umfangreiche biochemische Untersuchungen zu er-

zielen waren, sind die notwendige Voraussetzung für eine zukünftig anzustrebende Hyposensibilisierungsbehandlung von Latexallergikern. Es bleibt zu hoffen, daß hierdurch berufliche Umorientierungen der meist hochmotivierten Latexallergiker zur Ausnahme werden.

Abschließend gilt mein besonderer Dank Herrn Professor Dr. med. O.P. Hornstein, meinem hochverehrten Lehrer, der mich nicht nur in der Entscheidung zur Habilitation ganz wesentlich motiviert hat, sondern mir auch bei deren Durchführung jederzeit mit sehr gutem Rat zur Seite stand.

Meinen Freunden und Kollegen, Frau Dr. med. Y. Ghane, Herrn Dr. med. K.-P. Peters und Herrn Dr. rer. nat. H.U. Koch, möchte ich ebenfalls an dieser Stelle für die besondere Motivierung und treue Unterstützung bei der Erstellung dieser Monographie ganz herzlich danken.

Die gute und konstruktive Zusammenarbeit mit den Herstellern und Vertreibern von Latexhandschuhen war die notwendige Voraussetzung für zahlreiche Untersuchungen und hat mich für die Bearbeitung der Thematik der Latexhandschuhallergien zusätzlich motiviert.

Nicht zuletzt sei auch dem ecomed-Verlag, insbesondere Frau Kindermann, für das enorme Engagement und die Sorgfalt bei der Drucklegung der vorliegenden Monographie gedankt.

Erlangen, im Juli 1997   Priv.-Doz. Dr. med. Angelika Heese

Meinen lieben Eltern in Dankbarkeit

Inhaltsverzeichnis

		Seite
Abkürzungsverzeichnis		17
1	Einleitung und Problemstellung	19
2	Grundlagen und Begriffsdefinitionen	21
2.1	**Naturlatex**	21
2.2	**Intoleranzreaktionen gegen Naturlatex-Handschuhe**	22
2.2.1	Allergische Reaktionen	23
2.2.1.1	Typ-IV-Allergien nach Coombs und Gell	25
2.2.1.2	Typ-I-Allergien nach Coombs und Gell	26
2.2.2	Irritative Reaktionen	29
3	Patienten, Material, Methoden und Studienprotokolle	30
3.1	**Untersuchungen zu Allergenen, Allergenhäufigkeiten und ihrer Bedeutung bei 259 Patienten mit Allergien gegen Naturlatex-Handschuhe (Erlangen 1989–1993)**	30
3.1.1	Diagnostik bei Kontaktekzemen	31
3.1.1.1	Typ-IV-Allergien	31
3.1.1.2	IgE-vermitteltes Kontaktekzem (Proteindermatitis)	32
3.1.2	Diagnostik bei Kontakturtikaria	32
3.1.2.1	Prick- und Scratch-Testungen	32
3.1.2.2	Latex-CAP-FEIA (Pharmacia, Freiburg)	34
3.1.2.3	Histamin-Release-Test	34
3.1.3	Zusatzuntersuchungen bei Kontakturtikaria und Kontaktekzemen	36
3.1.3.1	Handschuh-Trageversuch	36
3.2	**Studien zu Häufigkeiten und Risikofaktoren für eine Typ-I-Allergie gegen Naturlatex**	36
3.2.1	Risikogruppe I: Prävalenz einer Typ-I-Allergie gegen Naturlatex bei Zahnmedizinstudenten des 2. bis 10. Semesters	37
3.2.1.1	Probanden	37
3.2.1.2	Untersuchungen	37
3.2.2	Risikogruppe II: Prävalenz einer Typ-I-Allergie gegen Naturlatex bei 483 Patienten mit atopischer Diathese oder klinisch manifester Atopie	38

Inhaltsverzeichnis

3.2.3	Risikogruppe III: Prävalenz einer Typ-I-Allergie gegen Naturlatex bei 169 Medizinstudenten im Praktischen Jahr	39
3.2.4	Risikogruppe IV: Typ-I-Allergien gegen Naturlatex bei 16 Kindern mit Spina bifida und urologischen oder sonstigen Fehlbildungen	40
3.3	**Rhinomanometrische und ganzkörperplethysmographische Untersuchungen von 19 Latexallergikern mit Schleimhautsymptomatik**	**41**
3.3.1	Provokationstestung I zur Ermittlung der kutan-hämatogenen Auslösung der Schleimhautsymptomatik	41
3.3.2	Provokationstestung II zur Ermittlung der inhalativen Auslösung der Schleimhautsymptomatik	42
3.3.3	Provokationstestung III zur Ermittlung einer bronchialen Hyperreagibilität	42
3.4	**Untersuchungen zur Optimierung der Diagnostik von Allergien gegen Naturlatex-Handschuhe**	**43**
3.4.1	Typ-I-Allergene	43
3.4.1.1	Ansprechraten unterschiedlicher Latexmilchen im Vergleich zu ausgehärtetem Naturlatex im Prick-Test	43
3.4.1.2	Ansprechraten von Latexmilch, wäßrigen Handschuhextrakten und kommerziellen Naturlatex-Extrakten im Prick-Test	44
3.4.2	Typ-IV-Allergene	44
3.4.2.1	Ansprechraten von 0,25% und 1,0% Thiuramen im Epikutan-Test	44
3.4.2.2	Ansprechraten von 3% Carba-Mix (ZDC, ZDBC, DPG) und 2% Carba-Mix (ZDC, ZDBC) im Epikutan-Test	45
3.5	**Untersuchungen zur Frage der Kreuzreaktionen zwischen Naturlatex und bestimmten Früchten (Kiwi, Banane, Avocado, Pfirsich, Eßkastanie) bzw. Guttapercha**	**46**
3.5.1	Prick-Testungen und Bestimmungen spezifischer IgE-Antikörper (CAP-FEIA) gegen Naturlatex und 5 Früchte	46
3.5.2	Prick-Testungen mit Guttapercha bei 25 Patienten mit Typ-I-Allergie gegen Naturlatex	47
3.6	**Untersuchungen zu irritativen und allergologisch relevanten Parametern medizinischer Einmalhandschuhe**	**47**
3.6.1	Untersuchungen zu irritativen Eigenschaften medizinischer Einmalhandschuhe	47
3.6.1.1	Bestimmungen der pH-Werte in den Handschuheluaten von 42 medizinischen Einmalhandschuhen	48
3.6.1.2	Bestimmungen der pH-Werte auf gesunder und ekzematöser Haut nach Tragen von OP-Handschuhen	48
3.6.1.3	Bestimmungen der pH-Werte auf ekzematöser Haut nach Tragen eines gepuderten OP-Handschuhs (pH 10,4) und Entfernung der Puderreste mit bidestilliertem Wasser	49

3.6.2	Untersuchungen zu allergologisch relevanten Parametern medizinischer Einmalhandschuhe aus Naturlatex	49
3.6.2.1	Bestimmungen der Proteinkonzentrationen in 23 Naturlatex-Handschuhen unterschiedlicher Hersteller	49
3.6.2.2	Prick-Testungen mit Handschuhmaterial aus Naturlatex vor und nach wäßriger Extraktion	51
3.6.2.3	Allergologische Eigenschaften von Naturlatex-Membranen nach unterschiedlichen Extraktionen	51
3.7	**Studie zur Rehabilitation von 67 Patienten mit Typ-I-Allergien gegen Naturlatex**	**52**

4	**Ergebnisse**	**54**
4.1	**Untersuchungsergebnisse zu Allergenen, Allergenhäufigkeiten und ihrer Bedeutung bei 259 Patienten mit Allergien gegen Naturlatex-Handschuhe (Erlangen 1989–1993)**	**54**
4.1.1	Untersuchungsergebnisse bei 116 Patienten mit Typ-IV-Allergien gegen Naturlatex-Handschuhe	54
4.1.1.1	Eigenanamnestische Daten	54
4.1.1.2	Ergebnisse der Allergietestungen	55
4.1.1.3	Zunahme der Typ-IV-Allergien	57
4.1.2	Untersuchungsergebnisse bei 171 Patienten mit Typ-I-Allergien gegen Naturlatex-Handschuhe	58
4.1.2.1	Eigenanamnestische Daten	58
4.1.2.2	Ergebnisse der Allergietestungen	59
4.1.2.3	Zunahme der Typ-I-Allergien gegen Naturlatex	59
4.1.2.4	Ergebnisse des Latex-CAP-FEIA	61
4.1.2.5	Ergebnisse des Histamin-Release-Testes	61
4.2	**Studien zu Häufigkeiten und Risikofaktoren für eine Typ-I-Allergie gegen Naturlatex**	**64**
4.2.1	Risikogruppe I: Prävalenz einer Typ-I-Allergie gegen Naturlatex bei Zahnmedizinstudenten des 2. bis 10. Semesters	64
4.2.1.1	Eigenanamnestische Daten	64
4.2.1.2	Prick-Testergebnisse	66
4.2.1.3	Laborresultate	68
4.2.2	Risikogruppe II: Prävalenz einer Typ-I-Allergie gegen Naturlatex bei 483 Patienten mit atopischer Diathese oder klinisch manifester Atopie	68
4.2.3	Risikogruppe III: Prävalenz einer Typ-I-Allergie gegen Naturlatex bei 169 Medizinstudenten im Praktischen Jahr	69
4.2.4	Risikogruppe IV: Typ-I-Allergien gegen Naturlatex bei 16 Kindern mit Spina bifida und urologischen oder sonstigen Fehlbildungen	70
4.2.4.1	Patientendaten	70

Inhaltsverzeichnis

4.2.4.2	Prick-Testergebnisse	70
4.2.4.3	Latex- und Ethylenoxid-CAP-FEIA	70
4.2.4.4	Klinische Schweregrade der Latexallergie	71
4.3	**Ergebnisse der rhinomanometrischen und ganzkörperplethysmographischen Untersuchungen von 19 Latexallergikern mit Schleimhautsymptomatik**	71
4.4	**Untersuchungsergebnisse zur Optimierung der allergologischen Diagnostik von Allergien gegen Naturlatex-Handschuhe**	75
4.4.1	Typ-I-Allergene	75
4.4.1.1	Ansprechraten unterschiedlicher Latexmilchen im Vergleich zu ausgehärtetem Naturlatex im Prick-Test	75
4.4.1.2	Prick-Testergebnisse auf eine hoch-ammoniakalische Latexmilch im Vergleich zu wäßrigen Handschuhextrakten und kommerziellen Naturlatex-Extrakten	76
4.4.2	Typ IV-Allergene	77
4.4.2.1	Ansprechraten von 0,25% und 1% Thiuramen im Epikutan-Test	77
4.4.2.2	Ansprechraten von 3% Carba-Mix (ZDC, ZDBC, DPG) und 2% Carba-Mix (ZDC, ZDBC) im Epikutan-Test	78
4.5	**Untersuchungsergebnisse zur Frage der Kreuzreaktionen zwischen Naturlatex und bestimmten Früchten (Kiwi, Banane, Avocado, Pfirsich, Eßkastanie) bzw. Guttapercha**	80
4.5.1	Ergebnisse der Prick-Testungen und Bestimmungen spezifischer IgE-Antikörper (CAP-FEIA®) gegen Naturlatex und 5 Früchte	80
4.5.2	Ergebnisse der Prick-Testungen mit Guttapercha bei 25 Patienten mit Typ-I-Allergie gegen Naturlatex	82
4.6	**Untersuchungsergebnisse zu irritativen und allergologisch relevanten Parametern medizinischer Einmalhandschuhe**	82
4.6.1	Ergebnisse zu irritativen Eigenschaften medizinischer Einmalhandschuhe	82
4.6.1.1	Ergebnisse der Bestimmungen der pH-Werte in Handschuheluaten von 42 medizinischen Einmalhandschuhen	82
4.6.1.2	Ergebnisse der Bestimmungen der pH-Werte auf gesunder und ekzematöser Haut nach Tragen von OP-Handschuhen	84
4.6.1.3	Ergebnisse der Bestimmungen der pH-Werte auf ekzematöser Haut nach Tragen eines gepuderten OP-Handschuhs (pH 10,4) und Entfernung der Puderreste mit bidestilliertem Wasser	84
4.6.2	Ergebnisse zu allergologisch relevanten Parametern medizinischer Einmalhandschuhe aus Naturlatex	87
4.6.2.1	Proteinkonzentrationen in 23 Naturlatex-Handschuhen unterschiedlicher Hersteller	87
4.6.2.2	Ergebnisse der Prick-Testungen mit Handschuhmaterial aus Naturlatex vor und nach wäßriger Extraktion	87

4.6.2.3	Allergologische Eigenschaften von Naturlatex-Membranen nach unterschiedlichen Extraktionen	90
4.7	**Studienergebnisse zur Rehabilitation von 67 Patienten mit Typ-I-Allergie gegen Naturlatex**	92
5	**Diskussion**	**94**
5.1	**Allergologische Abklärung**	94
5.1.1	Typ-IV-Allergien	94
5.1.1.1	Allergenhäufigkeiten	94
5.1.1.2	Probleme und Optimierung der Allergietestung	95
5.1.2	Typ-I-Allergien	97
5.1.2.1	Allergene	97
5.1.2.2	Allergietestung	98
5.1.2.3	Zuverlässigkeit der In-Vitro-Diagnostik	101
5.1.2.4	Auslösung von Schleimhautsymptomen	102
5.2	**Aktueller Trend und mögliche Einflußfaktoren**	103
5.3	**Risikofaktoren für eine Typ-I-Allergie gegen Naturlatex**	105
5.3.1	Atopie	105
5.3.2	Medizinische Berufe	106
5.3.3	Vorbestehende Operationen	107
5.3.4	Sonstige Risikofaktoren	108
5.4	**Rehabilitation von Patienten mit Typ-I-Allergie gegen Naturlatex mit unterschiedlichen klinischen Schweregraden**	109
5.5	**Allergologisch relevante Eigenschaften von Naturlatex-Handschuhen und Kriterien für einen „allergenarmen" Handschuh**	110
5.6	**Koinzidenz positiver Prick-Testreaktionen auf Naturlatex und bestimmte Früchte**	111
6	**Zusammenfassung**	**113**
7	**Literaturverzeichnis**	**118**
Anhang		**131**
Ergänzende Aspekte seit 1995		**141**
1	**Klinik und Epidemiologie allergischer Reaktionen gegen Naturlatex-Handschuhe in Erlangen 1989–1996**	141
2	**Prävalenzen von Typ-I-Allergien gegen Naturlatex in bestimmten Risikogruppen**	144
2.1	Typ-I-Allergien gegen Naturlatex in medizinischen Berufen und in Berufszweigen mit häufiger Handschuhexposition	145

2.2	Typ-I-Allergien gegen Naturlatex bei Patienten mit atopischen Erkrankungen	147
2.3	Typ-I-Allergien gegen Naturlatex bei Kindern mit Spina bifida	148
3	**Allergene im Naturlatex**..........................	151
4	**Kreuzreaktionen mit exotischen Früchten und Pflanzen**	153
5	**Protein- und Allergengehalt von Latexhandschuhen**	156
5.1	Bestimmung der Proteinkonzentration in Naturlatex-Handschuhen	156
5.1.1	Chemisch-analytische Methoden zur Proteinbestimmung......	157
5.1.2	Immunologische Methoden zur Proteinbestimmung..........	158
5.2	Bestimmung des Allergengehalts in Naturlatex-Handschuhen ..	159
6	Fazit	160
7	Literaturverzeichnis	161

Stichwortverzeichnis.................................... 169

Abkürzungsverzeichnis

Aqua bidest.	Aqua bidestillata
AQL	Accepted Quality Level
ASTM	American Society for Testing and Materials Standards
CBS	N-Cyclohexyl-2-benzothiazylsulfenamid
CEN	Committee for European Normalisation
CM	Carba-Mix
CPPD	N-Phenyl-N'cyclohexyl-p-phenylendiamin
DKG	Deutsche Kontaktallergie-Gruppe
DPG	Diphenylguanidin
DPPD	N,N'-diphenyl-p-phenylendiamin
ELISA	Enzyme-linked Immunosorbent Assay
FDA	Federal Drug Administration
FEIA	Fluoreszenz-Enzym-Immunoassay
ICDRG	International Contact Dermatitis Research Group
IPPD	N-Isopropyl-N'-phenyl-p-phenylendiamin
HCl	Salzsäure
HPLC	High Pressure Liquid Chromatography
HS	Handschuh
LEAP	Latex ELISA for Antigenic Proteins
LM	Latexmembran
MBT	Mercaptobenzothiazol
MBTS	Dibenzothiazyldisulfid
MG	Molekulargewicht
MM	Mercapto-Mix
MMBT	Morpholinylmercaptobenzothiazol
NaCl	Natriumchlorid
OP	Operations-
PPD	Paraphenylendiamin
PTD	Dipentamethylenthiuramdisulfid
RAST	Radio-Allergo-Sorbent-Test
REF	rubber elongation factor
SH	Sulfhydryl
TETD	Tetraethylthiuramdisulfid
TM	Thiuram-Mix
TMTD	Tetramethylthiuramdisulfid
TMTM	Tetramethylthiurammonosulfid
ZDBC	Zinkdibutyldithiocarbamat
ZDC	Zinkdiethyldithiocarbamat
ZDMC	Zinkdimethyldithiocarbamat
ZEPC	Zink-N'N-ethyl-phenyldithiocarbamat
ZPD	Zinkpentamethylendithiocarbamat

1
Einleitung und Problemstellung

Die erstmalige Anwendung von Naturlatex-Handschuhen zum Schutz des medizinischen Personals und des zu behandelnden Patienten vor mikrobieller Kontamination reicht ein Jahrhundert zurück. Dem Chirurgen William Steward Halstedt (1852–1922) an der John Hopkins University School of Medicine in Baltimore, USA, wird die intraoperative Einführung des OP-Handschuhs 1894 zugeschrieben [32, 71]. Um die Jahrhundertwende wurde die Benutzung steriler Naturlatex-Handschuhe als konsequente Folgerung aus den von Lister aufgestellten Regeln zur Asepsis bzw. Antisepsis in der Chirurgie allgemein akzeptiert. Durch Optimierung des Herstellungsprozesses und einer damit einhergehenden Kostensenkung stehen medizinische Naturlatex-Handschuhe seit 1963 als Einmalartikel allgemein zur Verfügung.

Die frühesten Berichte über Handekzeme durch den Gebrauch von Latexhandschuhen gehen auf J.G. Downing 1933 [53] zurück. Durch die insbesondere seit 1980 infolge der AIDS-Problematik kontinuierlich steigende Zahl der Anwender von Naturlatex-Handschuhen, kombiniert mit einer Zunahme der individuellen täglichen Handschuhtragezeiten, sind entsprechende Berichte über Intoleranzreaktionen im internationalen Schrifttum heute keine Seltenheit mehr [6, 17, 22, 27, 32, 63, 87–91, 96, 118, 166, 191, 192, 197, 214, 215]. Neben den Typ-IV-Allergien gegen bestimmte Gummiinhaltsstoffe (z.B. Thiurame) stellen insbesondere die seit einigen Jahren in medizinischen Berufen immer häufiger auftretenden Typ-I-Allergien gegen Latexproteine ein zunehmendes Problem dar [6, 15, 16, 22, 27, 32, 90, 96, 118, 166, 197]. Ihre Bedeutung als Auslöser von intraoperativ auftretenden anaphylaktischen Schockreaktionen bei Latex-sensibilisierten Patienten sowie als Ursache für längerfristige Arbeitsunfähigkeiten bei Angestellten in medizinischen Berufen wurde wiederholt beschrieben [8, 9, 11, 61, 74, 115, 142, 148, 174, 181, 193, 210, 217, 218]. Vorschriften der FDA [60] zur besonderen Kennzeichnung naturlatexhaltiger Produkte und die konsequente Arbeit eines Europäischen Normenausschusses (*Committee for European Normalisation*, CEN TC 205 / WG 3) für medizinische Einmalhandschuhe mit der Zielsetzung einer Limitierung der Konzentrationen extrahierbarer Latexproteine in Einmalhandschuhen sind die ersten internationalen Maßnahmen, um diesem Problem erfolgreich zu begegnen.

Die vorliegenden prospektiven Studien sollen dieser international zunehmenden Bedeutung von Allergien gegen Naturlatex-Handschuhe mit den nachfolgenden Untersuchungen und Zielsetzungen Rechnung tragen:
1. Feststellung des Spektrums relevanter Allergene in Naturlatex-Handschuhen und Ermittlung ihrer allergologischen Rangfolge.
2. Ermittlung der aktuellen Bedeutung von Typ-I- und Typ-IV-Allergien gegen Naturlatex-Handschuhe im Vergleich zu ihrem Stellenwert in den vergangenen 5 Jahren in der Dermatologischen Universitätsklinik Erlangen (1989–1993).

3. Ermittlungen der Prävalenzen einer Typ-I-Allergie gegen Naturlatex in unterschiedlichen Risikokollektiven und Überprüfung der Bedeutung von Risikofaktoren.
4. Optimierung der Diagnostik von Typ-I- und Typ-IV-Allergien gegen Naturlatex-Handschuhe durch:
    – vergleichende Untersuchungen mit unterschiedlichen Testmedien,
    – Überprüfung von Gummiinhaltsstoffen hinsichtlich ihrer Eignung als Markersubstanzen für eine orientierende Testung,
    – Ermittlung von Spezifität und Sensitivität der In-vitro- und In-vivo-Testmethoden,
    – Untersuchungen zum Auslösungsprinzip von Schleimhautsymptomen bei Patienten mit Typ-I-Allergien gegen Naturlatex.
5. Erarbeitung allergologisch relevanter Kriterien für einen allergenarmen Latexhandschuh anhand von Ergebnissen der In-vitro- und In-vivo-Untersuchungen.
6. Untersuchungen zur Frage von Kreuzreaktionen zwischen Naturlatex und bestimmten Früchten (Banane, Kiwi, Avocado, Eßkastanie und Pfirsich).
7. Überprüfung der Erfolge von Rehabilitationsmaßnahmen bei Patienten mit einer Typ-I-Allergie gegen Naturlatex in Abhängigkeit von dem klinischen Stadium.

2
Grundlagen und Begriffsdefinitionen

2.1
Naturlatex

Naturlatex (Naturkautschuklatex) ist ein bedeutender Ausgangsstoff für die Produktion medizinischer Einmalhandschuhe. Chemisch stellt er eine kolloidale Dispersion dar und besteht zu ca. 36% aus Festanteilen (Kautschuk: cis-1,4 Polyisopren; *Abb. 1*), zu 60% aus Wasser, zu 1,7% aus Harzen und zu ca. 2% aus Latexproteinen, Kohlehydraten und Phospholipiden [81, 144]. Naturlatex wird als Milchsaft hauptsächlich aus den in Malaysia und Indonesien angebauten, ca. 20 m hohen Kautschukbäumen (Hevea brasiliensis, Euphorbiaceae) durch zirkuläres Abtragen der Baumrinde gewonnen (*Abb. 2*). Die Latexmilch wird zur Konservierung und Verhinderung der Koagulation meistens direkt nach der Gewinnung mit Ammoniak versetzt, wobei HA (high-ammoniated)-Latex 0,7% Ammoniak und LA (low-ammoniated)-Latex 0,2% Ammoniak enthält [144]. Bestimmte Dithiocarbamate (u.a. Zinkdiethyldithiocarbamat) und Thiurame (u.a. Tetramethylthiuramdisulfid) kommen wegen ihrer antibakteriellen und fungiziden Eigenschaften ebenfalls in geringen Konzentrationen in der Latexmilch zum Einsatz.

Der Terminus „Latex" oder „Gummi" wird häufig unpräzise bei Materialangaben über das Endprodukt (z.B. Latexhandschuhe, Gummistopfen von Infusionsflaschen) angewandt, wobei zwischen Naturlatex (Naturkautschuklatex) und den chemisch eindeutig definierbaren und allergologisch sehr günstigen Kunstgummiarten (Synthesekautschuk: z.B. Polychloropren, Nitrilkautschuk: siehe Anhang) nicht klar unterschieden wird. Da für den Naturlatex-Allergiker hieraus im Einzelfall schlimme Konsequenzen resultieren können, muß eine korrekte Nomenklatur eingehalten werden.

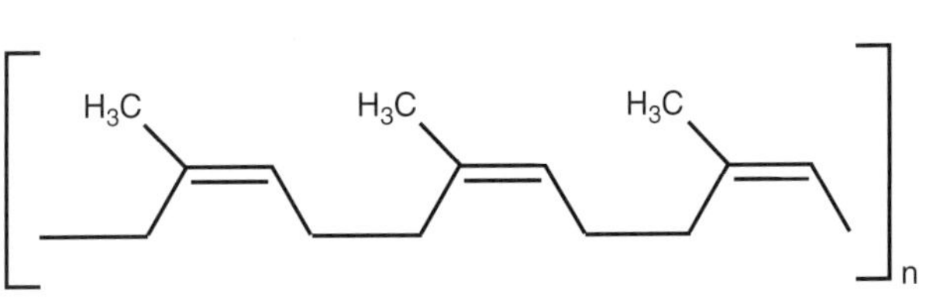

Abbildung 1: cis-1,4-Polyisopren, die Grundstruktur des Naturlatex-Polymers (Naturkautschuklatex)

2 Grundlagen und Begriffsdefinitionen

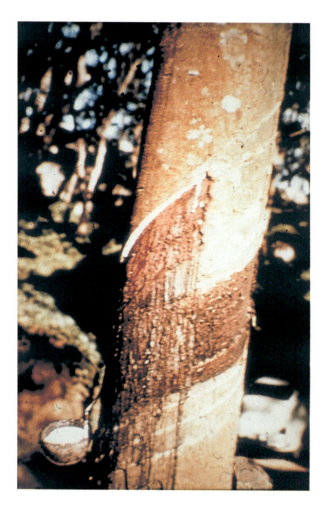

Abbildung 2: Gewinnung der Latexmilch aus dem Baum Hevea brasiliensis

2.2
Intoleranzreaktionen gegen Naturlatex-Handschuhe

Aus ätiopathogenetischer Sicht können Intoleranzreaktionen gegen Naturlatex-Handschuhe einerseits durch Allergien gegen bestimmte Inhaltsstoffe der Handschuhe und andererseits durch irritative Mechanismen hervorgerufen werden [12, 89, 90, 141]. Hiervon abzugrenzen sind allergische oder irritative Reaktionen auf Handschuh-permeable Substanzen (z.B. Methylmethacrylate, Nickelsulfat, Epoxyharze, Paraphenylendiamin, Thioglycolate, Zytostatika [89, 90, 105, 123, 149, 150, 158, 187, 196, 208, 209], die das klinische Bild einer Handschuhallergie imitieren können.

Alle im Zusammenhang mit Latexhandschuhen auftretenden Hautreaktionen (*Tab. 1*) manifestieren sich im Frühstadium bevorzugt im Bereich der Fingerknöchelregion (Metacarpophalangeal-Gelenke) und an den angrenzenden proximalen Fingerstreckseiten sowie in den Bereichen von Thenar und Hypothenar (*Abb. 3*) [87–90]. Das Auftreten zusätzlicher Hauterscheinungen zirkulär an den Handgelenken sowie im Bereich des Handschuhabschlusses am distalen Unterarm (*Abb. 3*) kennzeichnen nach klinischen Erfahrungen eher einen chronischen Verlauf.

Tabelle 1: Allergische und nicht-allergische Reaktionen auf Naturlatex-Handschuhe

I. Allergische Reaktionen (Einteilung nach Coombs und Gell [42])
1. Typ-IV-Allergien (T-Lymphozytär vermittelt)   a. allergisches Kontaktekzem

2. Typ-I-Allergien (IgE-vermittelt)
   a. immunologische Kontakturtikaria mit kutan-hämatogener Auslösung (Einteilung nach G. v.Krogh und H.I. Maibach [112])
      Stadium I   Lokalisierte Kontakturtikaria
      Stadium II Generalisierte Urtikaria inklusive Lidödem
      Stadium III Asthma bronchiale allergicum, Rhinokonjunktivitis, orolaryngeale und gastrointestinale Symptome
      Stadium IV Anaphylaktischer Schock
   b. inhalative Auslösung von allergischen Schleimhautsymptomen
   c. Typ-I-Kontaktekzem (Proteindermatitis)

II. Nicht-allergische Reaktionen
1. nicht-immunologische Kontakturtikaria 2. physikalische Kontakturtikaria (Druck- und Schwitzurtikaria) 3. kumulativ-subtoxisches Handekzem (z.B. durch Okklusionseffekte)

2.2.1
Allergische Reaktionen

Gemäß der Klassifikation der Allergien nach Coombs und Gell 1963 [42] (siehe Anhang) werden vier Reaktionsformen unterschieden, von denen ausschließlich die Typen I und IV bei der Abklärung von Intoleranzreaktionen gegenüber Latexhandschuhen eine ätiopathogenetische Bedeutung haben.

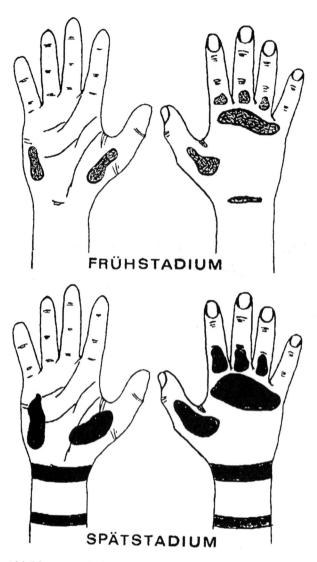

Abbildung 3: Lokalisation der Hauterscheinungen bei Allergien gegen Naturlatex-Handschuhe

2.2.1.1
Typ-IV-Allergien nach Coombs und Gell

Typ-IV-Allergien, die sogenannten „Allergien vom Spättyp", sind das Ergebnis komplexer Interaktionen zwischen Allergen-präsentierenden Langerhanszellen (dendritische Zellen der Epidermis und Dermis), T-Lymphozyten (mit Freisetzung von Zytokinen, z.B. IL-2, IL-4, IL-6, IL-8, IFNs) und Histokompatibilitätsantigenen der Klasse II (HLA-DR)[120, 121, 170]. Die klinische Symptomatik manifestiert sich als allergisches Kontaktekzem, das innerhalb von 24 Stunden bis 48 Stunden nach dem initialen Allergenkontakt auftritt und einen crescendoartigen Verlauf (Zunahme der Hauterscheinungen bis 72 Stunden nach Allergenentfernung) zeigt. Weitere Kennzeichen des allergischen Kontaktekzems (*Abb. 4*) umfassen neben juckenden Erythemen, Papeln, Vesiculae und Schuppung insbesondere Streuphänomene, d.h. über das Kontaktareal des Allergens (z.B. Latexhandschuh) hinausreichende Hauterscheinungen [46, 170].

Auslöser von Typ-IV-Allergien gegen Naturlatex-Handschuhe
Als häufigste Auslöser von Typ-IV-Allergien gegen Naturlatex-Handschuhe (d.h. in ca. 80%) sind die im Herstellungsprozeß eingesetzten und in Restanteilen noch in den Handschuhen nachweisbaren Akzeleratoren zu berücksichtigen [28, 41, 46,

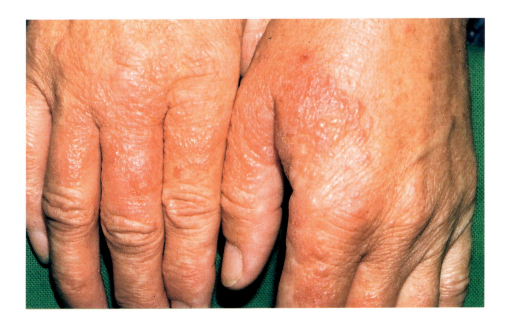

Abbildung 4: Allergisches Kontaktekzem bei einem 51jährigen Patienten mit Typ-IV-Allergie gegen Thiurame

66, 87–90, 104, 170, 192]. Hierbei kommt den allergologisch potenten Thiuramen die größte Bedeutung zu [89, 90, 192, 194], während die übrigen Akzeleratoren der Dithiocarbamat- und Benzothiazolreihe sowie die Diphenylthioharnstoffe deutlich seltener als Auslöser nachzuweisen sind [28, 41, 46, 66, 81, 82, 87–90, 94, 140, 141, 184, 192]. Farbpigmente, Desinfektions- oder Konservierungsstoffe im Handschuhpuder oder auch in der Innenbeschichtung von Latexhandschuhen (z.B. Sorbinsäure, Benzoesäure, Benzalkoniumchlorid, Cetylpyridiniumchlorid oder auch Isothiazolin-3-on-derivate) sowie Antioxidanzien (Paraphenylendiamin-Derivate, Phenole, Chinoline) und Vulkanisatoren (z.B. 4,4'Dithiodimorpholin) sind nach Literaturberichten nur vereinzelt Ursache eines allergischen Kontaktekzems gegen Latexhandschuhe [38, 65, 66, 89, 90, 101, 145, 167, 192].

2.2.1.2
Typ-I-Allergien nach Coombs und Gell

Typ-I-Allergien (Reaktionen vom anaphylaktischen Typ) werden initial durch IgE-Antikörper vermittelt, die an Membranrezeptoren von Mastzellen und basophilen Leukozyten gebunden sind. Hierbei ist die Überbrückung (bridging) mindestens zweier benachbarter IgE-Moleküle durch ein bivalentes Antigen (meistens ein Protein) die notwendige Voraussetzung für die konsekutive Degranulation der o.a. Zellen, die zu einer Freisetzung von Histamin und weiterer vasoaktiver, immunmodulierender Mediatoren führt (z.B. Serotonin, Bradykinin, Prostaglandine PGD2 und PGE2, chemotaktischer Faktor für Eosinophile (ECF), plättchenaktivierender Faktor (PAF) und Leukotriene C4, D4, E4). Die Hauptwirkungen dieser Mediatoren bestehen in einer Permeabilitätssteigerung der Gefäße mit nachfolgender Ödembildung (Kontakturtikaria) sowie in einer langanhaltenden Kontraktion der glatten Muskulatur (z.B. Bronchospasmus) [86, 112, 120, 121, 151, 170].
Im Gegensatz zu den Typ-IV-Allergien manifestiert sich die klinische Symptomatik der Typ-I-Allergien meistens innerhalb von 5 bis 30 Minuten nach dem initialen Allergenkontakt, weshalb man diesen Reaktionstyp auch als „Allergie vom Soforttyp" bezeichnet [42, 120, 121, 170]. Das in 4 klinische Stadien eingeteilte Kontakturtikaria-Syndrom nach G. von Krogh und H.I. Maibach [112], (*Tab. 1*) trägt dem klinischen Spektrum der Typ-I-Allergien Rechnung und umfaßt neben einer lokalisierten (*Abb. 5*) bzw. generalisierten Kontakturtikaria eine zusätzliche Mitbeteiligung der Schleimhäute (Rhinitis, Konjunktivitis, *Abb. 6*, und Asthma bronchiale allergicum) sowie anaphylaktische Schockreaktionen.
Bei Patienten mit einer Typ-I-Allergie gegen Latex können wahrscheinlich alle o.a. Symptome durch den direkten Hautkontakt zu Naturlatex-Handschuhen hervorgerufen werden. Basierend auf den Untersuchungen von Baur et al. [13–16] ist jedoch auch eine Auslösung von Schleimhautsymptomen durch ausschließliche Inhalation von Latexproteinen, die an Handschuhpuderpartikel gebunden sind,

Grundlagen und Begriffsdefinitionen 2

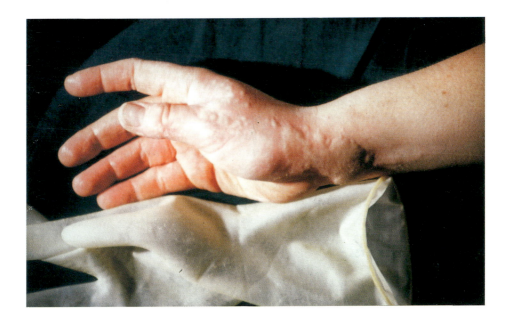

Abbildung 5: Lokalisierte Kontakturtikaria bei Typ-I-Allergie gegen Naturlatex (Kontakturtikaria-Syndrom Stadium I) [112]

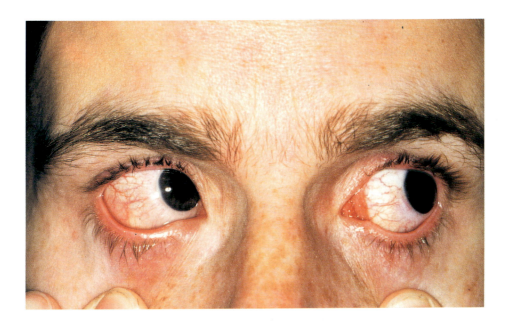

Abbildung 6: Konjunktivitis bei Typ-I-Allergie gegen Naturlatex (Kontakturtikaria-Syndrom Stadium III) [112]

möglich. Hierdurch bedingt kann bereits das Öffnen von Handschuhverpackungen im Operationssaal, auf den Krankenstationen oder in Handschuhfabriken u.U. rhinitische oder asthmatische Beschwerden verursachen [175, 177, 190, 191, 222].

Auslöser von Typ-I-Allergien gegen Naturlatex-Handschuhe
Nach den Erstbeschreibungen einer Typ-I-Allergie gegen Naturlatex durch Stern im Jahre 1927 [186], Nutter 1979 [153] und Förström 1980 [64] gelang Carillio 1986 [36] erstmalig der Nachweis eines wasserlöslichen Proteins im Latex (Molekulargewicht, MG > 30 kD) als möglicher Auslöser der Typ-I-Allergie gegen Latex. Basierend auf weiteren Ergebnissen von Filtrationsmethoden, HPLC (High pressure liquid chromatography)-Analysen und Immunoblotting-Untersuchungen wurde in den vergangenen Jahren ein Spektrum unterschiedlicher wasserlöslicher Latexproteine mit Molekulargewichten zwischen 2 bis 200 kD in Latexmilch, Latexextrakten oder Latexhandschuhextrakten nachgewiesen [1, 3, 14, 15, 40, 47, 69, 70, 81, 82, 98, 113, 131, 137, 148, 182, 188, 195, 198, 205, 220]. Hierbei konnten bis zur Fertigstellung der vorliegenden Habilitationsschrift 3 Proteine eindeutig identifiziert werden:
1. Hevein, ein kleinmolekulares Hauptprotein der Latexmilch [5, 40],
2. Gummiverlängerungsfaktor (rubber elongation factor (REF), MG 14,6 kD [15, 47, 48, 51, 134] und
3. die Prenyltransferase (MG 38 kD), ein Enzym, das am Aufbau des Polyisopren, dem Grundgerüst des Naturlatex, beteiligt ist [51]. Neben dem REF, der nach neueren Untersuchungen ein Hauptallergen im Latex darstellt [15, 47, 48], besteht wahrscheinlich für weitere Latexproteine, bevorzugt mit Molekulargewichten zwischen 14,5 und 30 kD, ebenfalls eine klinische Relevanz [81, 195] (siehe ergänzende Daten nach 1995 im Anhang).

Während Latexproteine den Hauptanteil der Typ-I-Allergien gegen Naturlatex-Handschuhe bedingen (> 95%), sind Proteine im latexfreien Handschuhpuder eine sehr seltene Allergenquelle, und ihre Bedeutung in der Ätiopathogenese einer Typ-I-Allergie gegen Latexhandschuhe wird kontrovers beurteilt [7, 14, 60, 89, 91, 142, 176]. Bisher ebenfalls umstritten ist die Bedeutung von wiederholt beobachteten positiven Prick-Testreaktionen auf unterschiedliche Akzeleratoren (*Tab. 2:* ZDC, ZDBC, ZPD, ZDMC, DPG, TMTD, TMTM, MBT und PPD-Derivate [20, 35, 69, 90, 92, 120, 121, 203, 212]), die bisher nur als Auslöser von Typ-IV-Allergien bekannt sind. Das Milchprotein Casein, ein Bestandteil zahlreicher Latexhandschuhe, wurde hingegen kürzlich als eindeutiger Auslöser einer immunologischen Kontakturtikaria auf Naturlatex-Handschuhe identifiziert [138]. Auch Ethylenoxid, das vereinzelt zur Gassterilisation von Gummiartikeln (inklusive von Latexhandschuhen) sowie medizinischer Geräte eingesetzt wird, ist als potentielle Ursache einer durch Latexhandschuhe ausgelösten Typ-I-Allergie zu berücksichtigen [74, 146].

2.2.2
Irritative Reaktionen

Irritative Reaktionen auf Naturlatex-Handschuhe können das klinische Bild allergischer Reaktionen imitieren und müssen von diesen differentialdiagnostisch abgegrenzt werden [10, 46, 81, 89, 90, 141, 152, 166, 180, 197, 206, 214, 215, 221] (siehe Anhang). Sie treten insbesondere bei Patienten mit einer atopischen Hautdiathese oder mit einer vorbestehenden Beeinträchtigung der physiologischen Hautschutzbarriere (z.B. infolge häufiger Anwendung von Desinfektionsmitteln bei mangelhaftem Hautschutz) auf [10, 84, 89, 90, 152]. Ursächlich sind insbesondere Okklusionseffekte der häufig mehrstündig getragenen Handschuhe sowie mechanische Effekte der Handschuhpuderpartikel verantwortlich [89, 90]. Als seltene Auslöser müssen Endotoxine, die durch Gamma-Sterilisation aus Zellwänden gramnegativer Bakterien freigesetzt werden und wiederholt in sterilisierten Naturlatex-Handschuhen nachgewiesen wurden, berücksichtigt werden [76, 159, 179]. Hiermit im Zusammenhang stehen die Befunde bakterieller Kontaminationen sowohl von Latexmilchen als auch von Handschuhpuder. Ethylenoxid, ein potentielles immunologisches Kontakturtikariogen (siehe oben), sowie wahrscheinlich auch sehr hohe Konzentrationen an Akzeleratoren sind weitere potentielle Ursachen für Latexhandschuh-bedingte Hautirritationen [57, 61, 97, 146, 206].

3 Patienten, Material, Methoden und Studienprotokolle

3.1 Untersuchungen zu Allergenen, Allergenhäufigkeiten und ihrer Bedeutung bei 259 Patienten mit Allergien gegen Naturlatex-Handschuhe (Erlangen 1989–1993)

Zwischen Januar 1989 und Dezember 1993 wurden in einer prospektiven Studie 259 Patienten (184 (71%) Frauen, 75 (29%) Männer) mit Allergien gegen Latexhandschuhe in der Dermatologischen Universitätsklinik Erlangen untersucht. Neben einer detaillierten Eigen- und Berufsanamnese erfolgten eine gezielte allergologische Abklärung (*Abb. 7*) sowie Laboruntersuchungen (spezifische IgE-Antikörper gegen Latex, Histamin-Release-Test) in Abhängigkeit von dem individuellen klinischen Befund. Insgesamt wurden 116 (44,8%) Patienten mit Typ-IV-Allergien und 171 (66,0%) Patienten mit Typ-I-Allergien gegen Naturlatex-Handschuhe erfaßt, wobei in 28 (10,8%) Fällen kombinierte Typ-I- und Typ-IV-Allergien vorlagen.

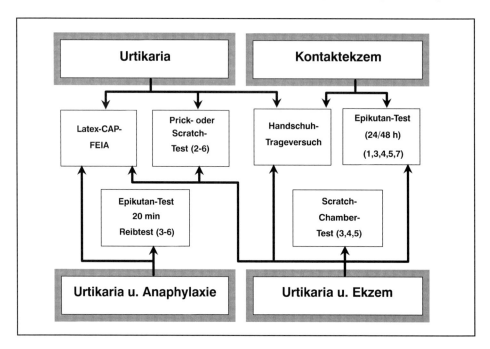

Abbildung 7: Diagnoseschema zur Abklärung einer Allergie gegen Naturlatex-Handschuhe
1: Standardserie   2: Gummichemikalien (*Tab. 3*)   3: Latexmilch (akzeleratorfrei)
4: Handschuhmaterial   5: Handschuhpuder   6: wäßriger Handschuhextrakt
7: Gummichemikalien (*Tab. 2*)

3.1.1
Diagnostik bei Kontaktekzemen

3.1.1.1
Typ-IV-Allergien

Bei allen Patienten mit Verdacht auf ein Latexhandschuh-bedingtes allergisches Kontaktekzem der Hände wurden Epikutan-Testungen mit der aus den 25 häufigsten Allergenen bestehenden Standardreihe der DKG (Deutsche Kontaktallergie-Gruppe [68, 173]) durchgeführt, die durch den 3% Carba-Mix (Zinkdiethyldithiocarbamat (ZDC), Zinkdibutyldithiocarbamat (ZDBC) und Diphenylguanidin (DPG)) ergänzt wurde. Zusätzliche Epikutan-Testungen erfolgten mit dem aus 26 Chemikalien bestehenden Gummiblock (*Tab. 2*) und 0,1% Cetylpyridiniumchlorid in Wasser (Desinfektionsmittel in bestimmten Latexhandschuhen), mit Handschuhmaterial des Patienten, akzeleratorfreier Latexmilch sowie mit zwei Handschuhpudern unterschiedlicher Hersteller (Biosorb®, Johnson & Johnson Norderstedt und Handschuhpuder der Paul Hartmann AG in Heidenheim). In Abhängigkeit von der jeweiligen Berufsanamnese wurde die Diagnostik durch Epikutan-

Tabelle 2: Testreihe für Gummiinhaltsstoffe zur Abklärung eines Kontaktekzems

Gummiinhaltsstoff	Abkürzung	% in Vaseline
Tetrametylthiuramdisulfid	TMTD	0,25
Tetramethylthiurammonosulfid	TMTM	0,25
Tetraethylthiuramdisulfid	TETD	0,25
Dipentamethylenthiuramdisulfid	PTD	0,25
Tetrametylthiuramdisulfid	TMTD	1,00
Tetramethylthiurammonosulfid	TMTM	1,00
Tetraethylthiuramdisulfid	TETD	1,00
Dipentamethylenthiuramdisulfid	PTD	1,00
N-Cylohexyl-2-benzothiazylsulfenamid	CBS	1,00
Dibenzothiazyldisulfid	MBTS	1,00
Morpholinylmercaptobenzothiazol	MMBT	0,50
Mercaptobenzothiazol	MBT	2,00
N-Isopropyl-N'-phenyl-p-phenylendiamin	IPPD	0,10
N,N'-diphenyl-p-phenylendiamin	DPPD	0,25
N,N'-di-β-naphthyl-p-phenylendiamin	DBNPD	1,00
N-Phenyl-N'-cyclohexyl-p-phenylendiamin	CPPD	0,25
Phenyl-β-naphthylamin	PBN	1,00
Zinkdiethyldithiocarbamat	ZDC	1,00
Zinkdibutyldithiocarbamat	ZDBC	1,00
1,3-Diphenylguanidin	DPG	1,00
N,N'-Diphenylthioharnstoff	DPTU	1,00
N,N'-Dibutylthioharnstoff	DBTU	1,00
Hydrochinonmonobenzylether	HMB	1,00
4,4'-Dihydroxydiphenyl	DHDP	0,10
Hexamethylentetramin	HMT	1,00
Benzoylperoxid	BZP	1,00

3   Patienten, Material, Methoden und Studienprotokolle

Testungen relevanter Berufssubstanzen und Latexhandschuh-permeabler Allergene (z.B. Nickelsulfat, Paraphenylendiamin, Thioglycolate, Methylmethacrylate, Epoxyharze) erweitert. Die Allergene wurden auf mit Scanpor-Pflaster fixierte Finn Chamber (Vertrieb: Hermal, Reinbek) aufgetragen. Nach 24stündiger Pflasterapplikation erfolgten zu den Zeitpunkten 24, 48 und 72 Stunden Ablesungen und Interpretationen der Testreaktionen unter Berücksichtigung der Empfehlungen der ICDRG (International Contact Dermatitis Research Group) [170]. Bei Patienten mit einer positiven Testreaktion auf latexfreies Handschuhpuder wurden zusätzliche Epikutan-Testungen mit dem Block für Desinfektions- und Konservierungsmittel (Hermal, Reinbek) sowie mit Benzoesäure, Sorbinsäure und Epichlorhydrin, als nach Herstellerangaben möglichen Puderbestandteilen, durchgeführt [89, 90, 212]. Die anamnestischen und allergologischen Daten der zwischen 1989 und 1993 untersuchten 116 Patienten mit Zustand nach allergischem Kontaktekzem auf Naturlatex-Handschuhe sind unter 4.1.1 dargestellt.

3.1.1.2
IgE-vermitteltes Kontaktekzem (Proteindermatitis)

Die bevorzugt in der Nahrungsmittelbranche und bei Atopikern auftretende Proteindermatitis manifestiert sich initial häufig als Kontakturtikaria im Bereich der Fingerspitzen und Fingerkanten und zeigt sekundär innerhalb von 6 bis 48 Stunden eine ekzematöse Umwandlung mit Auftreten dyshidrotischer Bläschen [95]. Bei klinisch-anamnestischem Verdacht einer von Kleinhans 1984 [110] erstmalig beschriebenen Proteindermatitis auf Naturlatex wurde unser Testprogramm für die Abklärung eines Latexhandschuh-bedingten Kontaktekzems (3.1.1.1) bzw. einer Kontakturtikaria (3.1.2) um eine Scratch-chamber-Testung [68, 170] mit akzeleratorfreier Latexmilch, Latexhandschuhmaterial und Biosorb®-Handschuhpuder erweitert (*Abb. 7*). Die Ablesungen und Beurteilungen der Testreaktionen erfolgten zu den Zeitpunkten 24, 48 und 72 Stunden unter Berücksichtigung der Empfehlungen der ICDRG.

3.1.2
Diagnostik bei Kontakturtikaria

3.1.2.1
Prick- und Scratch-Testungen

Bei Patienten mit anamnestisch lokalisierter Kontakturtikaria auf Naturlatex-Handschuhe (Stadium I nach von Krogh und Maibach (*Tab. 1*)) wurden Prick-Tests [54, 68, 170] mit einer unverdünnten, hoch-ammoniakalischen, akzeleratorfreien Latexmilch (REGENT Hospitalprodukte, Mönchengladbach), einem selbst hergestellten wäßrigen Handschuhextrakt (1 g Peha®-soft Untersuchungshandschuh, Paul Hartmann AG Heidenheim, extrahiert in 8 ml physiologischer Kochsalzlösung, 24 Stunden bei 37°C) sowie mit 2 Handschuhpudern (Biosorb® und Handschuhpuder der Paul Hartmann AG in Heidenheim) durchgeführt (*Abb. 7*). Physiologische Kochsalzlösung (9 mg/ml, Allergopharma, Reinbek) und Histamin (1,7 mg/ml, Allergopharma, Reinbek) dienten als negative bzw. positive Testkontrollen. Ergänzend wurden Scratch-Testungen [68, 170] mit dem angeschuldigten Handschuhmaterial sowie mit einer Serie von in Vaseline inkorporierten Gummichemikalien (Thiurame, Dithiocarbamate, Benzothiazole, *Tab. 3*) durchgeführt.

Tabelle 3: Testreihe für Gummiinhaltsstoffe zur Abklärung einer Kontakturtikaria

Gummiinhaltsstoff	Abkürzung	% in Vaseline
Tetrametylthiuramdisulfid	TMTD	1,00
Tetramethylthiurammonosulfid	TMTM	1,00
Tetraethylthiuramdisulfid	TETD	1,00
Dipentamethylenthiuramdisulfid	PTD	1,00
N-Cylohexyl-2-benzothiazylsulfenamid	CBS	1,00
Dibenzothiazyldisulfid	MBTS	1,00
Morpholinylmercaptobenzothiazol	MMBT	0,50
Mercaptobenzothiazol	MBT	2,00
N-Isopropyl-N'-phenyl-p-phenylendiamin	IPPD	0,10
Zinkdiethyldithiocarbamat	ZDC	1,00
Zinkdibutyldithiocarbamat	ZDBC	1,00
1,3-Diphenylguanidin	DPG	1,00
N,N'-Diphenylthioharnstoff	DPTU	1,00
N,N'-Dibutylthioharnstoff	DBTU	1,00

Die Ablesungen der Testreaktionen erfolgten jeweils nach 20 und 40 Minuten und zusätzlich nach 6 und 24 Stunden zur Feststellung einer Spätphasereaktion (late cutaneous reaction) [86, 121]. In Anlehnung an Ring 1988 [168] (*Tab. 4*) wurden die Testreaktionen unter Einbeziehung des mittleren Quaddel- und Erythemdurchmessers beurteilt, wobei jedoch eine Prick-Testreaktion erst bei einer Quaddelgröße von mindestens 3 mm Durchmesser als einfach-positiv eingestuft wurde.

Bei anamnestisch bekannten systemischen Reaktionen auf Naturlatex-Handschuhe (generalisierte Urtikaria, Rhinitis, Asthma oder anaphylaktischer Schock) erfolgte zunächst ein sogenannter epikutaner Reibtest mit dem angeschuldigten Handschuhmaterial (ca. zehnmal) an der Oberarminnenseite [77, 173]. Weitere

Tabelle 4: Beurteilung von Prick-Testreaktionen nach Ring 1988 [168]

Beurteilung	Quaddelgröße (mm ⌀)	Erythemgröße (mm ⌀)
0	0	< 3
+	2 – 3	3 – 5
+ +	3	6 – 10
+ + +	4 – 6	11 – 20
+ + + +	> 6 (Pseudopodien)	> 20

Prick-Testungen mit den vorgenannten Testsubstanzen wurden in diesen Fällen ausschließlich unter intensivmedizinischen Vorkehrungen durchgeführt.

Eine urtikarielle Testreaktion auf Handschuhpuder erforderte zusätzliche Prick-Testungen mit Sorbinsäure, Benzoesäure und Formaldehyd als möglichen Handschuhpuderbestandteilen [89, 90, 212].

Die anamnestischen und allergologischen Daten der zwischen 1989 und 1993 untersuchten 171 Patienten mit einer immunologischen Kontakturtikaria auf Naturlatex-Handschuhe sind unter 4.1.2 dargestellt.

3.1.2.2
Latex-CAP-FEIA (Pharmacia, Freiburg)

Bei dieser fluoreszenzimmunologischen Testmethode zum Nachweis spezifischer IgE-Antikörper gegen Naturlatex liegen die Antigene an das sogenannte Immuno-CAP (Zelluloseschwämmchen) gebunden vor. Durch Inkubation mit dem Patientenserum werden zunächst die vorhandenen spezifischen IgE-Antikörper über das Allergen an die Immuno-CAPS gebunden und anschließend mit einem Enzym-gekoppelten Anti-IgE-Antikörper markiert. Durch dieses Enzym wird ein fluoreszierender Farbstoff gebildet, dessen Intensität proportional zur gebundenen Enzymmenge und damit auch zur Menge an spezifischem IgE ist [128].

In der vorliegenden prospektiven Studie wurden spezifische IgE-Antikörper gegen Naturlatex (Latex-CAP-FEIA) bei 131 (76,6%) von 171 Patienten mit positivem Latex-Prick-Test bestimmt. Unter Berücksichtigung klinisch-anamnestischer Daten wurden hierdurch 69 Patienten mit Stadium I, 8 mit Stadium II, 42 mit Stadium III und 12 Patienten mit Stadium IV einer Latexallergie nach von Krogh und Maibach (*Tab. 1*) erfaßt. CAP-FEIA-Ergebnisse oberhalb von 0,35 kU/l wurden als positiv bewertet und den in Tab. 5 aufgeführten Werteklassen zugeordnet (Ergebnisse siehe unter 4.1.2.4).

Tabelle 5: Definition der CAP-Klassen

IgE-Konzentration (kU/l)	CAP-Klasse
< 0,35	0
0,35 – 0,70	1
0,71 – 3,50	2
3,51 – 17,50	3
17,51 – 50,00	4
50,01 – 100,00	5
> 100,01	6

3.1.2.3
Histamin-Release-Test

Die Bestimmung der spezifischen Allergen-induzierten Histamin-Liberation aus basophilen Granulozyten erfolgte bei 64 Latexallergikern unter Verwendung von

Vollblut. Hierbei erfaßt wurden 26 Patienten mit Stadium I, 4 mit Stadium II, 28 mit Stadium III und 6 Patienten mit Stadium IV einer IgE-vermittelten Latexallergie. Die nachfolgend aufgeführten Testmaterialien I bis III wurden als Antigene eingesetzt.

Testmaterial I: Das durch Zentrifugation (20 000 x g, 30 min) isolierte Serum einer hoch-ammoniakalischen Latexmilch wurde lyophilisiert und nach Resuspension in Releasepuffer in den Testkonzentrationen 5, 1, 0,2, 0,04 und 0,008 mg/ml eingesetzt (Endkonzentrationen im Testansatz nach Zugabe von Vollblut: 2,5, 0,5, 0,1, 0,02, 0,004 mg/ml). Der Releasepuffer (pH 7,4) bestand aus 10 mM PIPES (Piperazin-N,N'-bis[2-ethan-sulfonsäure]), 150 mM Natriumacetat, 5,6 mM Glucose, 1 mM Calciumchlorid und 300 mg/l humanem Serumalbumin.

Testmaterial II: Aus Peha®-soft Untersuchungshandschuhen (Paul Hartmann AG Heidenheim) wurden mittels einer Biopsiestanze von 6 mm Durchmesser (Stiefel Laboratorium, Offenbach) runde Latexscheibchen herausgestanzt und diese direkt in den Release-Test eingesetzt.

Testmaterial III: Aus Handschuhmaterial mit einer nach Bradford [26] bestimmten Proteinkonzentration von 400 µg/g Latex wurden ebenfalls 6 mm Latexscheibchen herausgestanzt und diese direkt in den Release-Test eingesetzt.

Histaminfreisetzung: In 2 ml Mikro-Röhrchen (Sarstedt, Nümbrecht) wurden jeweils in Doppelansätzen 500 µl Vollblut mit 500 µl Allergenlösung bzw. mit Latexscheibchen gemischt und über 45 Minuten bei 37°C inkubiert. Nach Zentrifugation (3000 x g, 5 min, Ausschwingrotor, Hettich Rotixa / RP) wurde der zellfreie Überstand abgehoben und bis zum Zeitpunkt der Histaminbestimmung bei -20°C eingefroren [133, 202].

Kontrollansätze
Für jedes Allergen wurde initial beim Ausarbeiten des Testes die Allergenlösung ohne Vollblut als Reagentienleerwert mitgeführt und zusätzlich die gesamte Testreihe mit dem Blut eines Nichtallergikers überprüft.

In Doppelansätzen wurden für jeden Patienten jeweils ein Leerwert mit allergenfreiem Puffer und Vollblut (zur Bestimmung der unspezifischen Histaminliberation) sowie ein Testansatz (500 µl Vollblut und 500 µl Allergenlösung) zur Bestimmung des Histamin-Totalrelease mitgeführt. Die Freisetzung des gesamten in den basophilen Granulozyten gespeicherten Histamins erfolgte durch Lyse der Zellen infolge dreimaligen Auftauens und Einfrierens des Testansatzes.

Histaminmessung: Für die Messung des freigesetzten Histamins wurde ein kommerziell erhältlicher Methyl-Histamin-Radioimmunoassay (Pharmacia, Freiburg) benutzt, der jedoch auch Histamin mit einer für unsere Fragestellungen ausreichenden Sensitivität erfaßt. Bei der Auswertung wurde die Allergen-induzierte spezifische Histaminliberation in Relation zu dem Totalrelease beurteilt. Kriterium für eine positive Reaktion war eine Histaminfreisetzung in Höhe von mindestens 20% des Totalrelease, wobei gleichzeitig die Differenz zwischen Leerwert und positiver Probe mindestens 15%-Punkte und der Leerwert (unspezifische Histaminfreisetzung) nicht mehr als 10% des Histamin-Totalrelease betragen sollte (Ergebnisse siehe unter 4.1.2.5).

3.1.3
Zusatzuntersuchungen bei Kontakturtikaria und Kontaktekzemen

3.1.3.1
Handschuh-Trageversuch

Indikationen für den Handschuh-Trageversuch waren insbesondere Widersprüche zwischen den Ergebnissen der Prick- und Epikutan-Testungen und den klinisch-anamnestischen Daten. Bei Verdacht auf ein Handschuh-bedingtes Kontaktekzem wurden die Patienten nach kompletter Abheilung der Handekzeme angewiesen, ihren Latexhandschuh an der linken Hand über jeweils 2 Stunden an 3 aufeinanderfolgenden Tagen zu tragen. Zur Abklärung einer urtikariellen Reaktion erfolgte bei anamnestischen Hinweisen für eine generalisierte Typ-I-Allergie gegen Naturlatex (Kontakturtikaria-Syndrom Stadium II bis IV) und unklaren Prick-Testergebnissen zunächst ein Trageversuch mit einem Finger eines Latexhandschuhs. Bei fehlender Reaktion innerhalb von 30 Minuten wurde ergänzend eine 30minütige Exposition mit dem ganzen Latexhandschuh auf der vorher angefeuchteten Haut durchgeführt.

3.2
Studien zu Häufigkeiten und Risikofaktoren für eine Typ-I-Allergie gegen Naturlatex

Die seit einigen Jahren international beobachtete drastische Zunahme von Typ-I-Allergien gegen Naturlatex zwingt nicht nur zur frühzeitigen Diagnostik, sondern auch zur Definition von Risikofaktoren, um gegebenenfalls prophylaktische Maßnahmen einleiten zu können. Außer in medizinischen oder zahnmedizinischen Berufen wurden Typ-I-Allergien gegen Naturlatex insbesondere bei Patienten mit anamnestisch zahlreichen Operationen (z.B. anläßlich einer Spina bifida oder urologischer Fehlbildungen) [56, 127, 143, 181, 182, 217] oder Kontrastmitteldarstellungen des Enddarmes [154, 183] sowie bei Patienten mit atopischen Erkrankungen [32, 69, 70, 81, 89–91, 98, 171, 178, 197, 198] gefunden. In den folgenden Studien (3.2.1 bis 3.2.4) sollen diese Risikofaktoren in unterschiedlichen Patientenkollektiven systematisch untersucht werden, um Anhaltspunkte für ihre quantitative Verteilung zu bekommen.

3.2.1
Risikogruppe I: Prävalenz einer Typ-I-Allergie gegen Naturlatex bei Zahnmedizinstudenten des 2. bis 10. Semesters

3.2.1.1
Probanden

Zwischen Juni 1990 und Januar 1991 wurden 206 von 443 Studenten des 2. bis 10. Semesters (99 (48%) Frauen, 107 (52%) Männer) der Zahn-, Mund- und Kieferklinik der Universität Erlangen-Nürnberg auf das Vorliegen einer Latexhandschuhunverträglichkeit untersucht. Die Teilnahme an dieser Studie erfolgte auf freiwilliger Basis nach schriftlicher Einwilligung. Das Alter der Probanden lag zwischen 19 und 44 Jahren (Frauen: 20 bis 33 Jahre, Männer: 19 bis 44 Jahre), wobei das Durchschnittsalter 24,4 ± 3,1 Jahre (Frauen: 23,7 ± 2,7 Jahre, Männer: 24,8 ± 3,4 Jahre) betrug. In Abhängigkeit von Dauer und Häufigkeit der während des Studiums erfolgten Handschuhexposition wurde eine Einteilung der Studenten in zwei Gruppen vorgenommen:

Gruppe 1 (Handschuh (HS+)) bestehend aus 110 Studenten des 7. bis 10. Semesters, die täglich im Rahmen verschiedener Behandlungskurse (konservierende Zahnheilkunde, Prothetik, Chirurgie, Kieferorthopädie) Naturlatex-Handschuhe trugen.

Gruppe 2 (Handschuh (HS–)) bestehend aus 96 Studenten des 2. bis 6. Semesters, die noch nicht in der Patientenversorgung eingesetzt wurden und lediglich vereinzelt bei zahntechnischen Arbeiten oder im anatomischen Präparierkurs kurzzeitig Kontakt zu Naturlatex-Handschuhen hatten.

3.2.1.2
Untersuchungen

Die Diagnostik einer Typ-I-Allergie gegen Latexhandschuhe umfaßte bei allen Studenten eine ausführliche Anamneseerhebung anhand eines standardisierten zweiseitigen Fragebogens sowie Prick-Testungen und eine Blutentnahme für die allergologischen In-vitro-Analysen.

Fragebogen: Neben einer detaillierten Handschuh- und Berufsanamnese wurden mögliche außerberufliche Allergenquellen für eine Typ-I-Allergie gegen Naturlatex (z.B. Kondome oder Latexgriffe an Werkzeugen) sowie vorbestehende Risikofaktoren (z.B. atopische Erkrankungen und Handekzeme unterschiedlicher Genese) erfaßt (Ergebnisse siehe unter 4.2.1.1).

In-vivo-Diagnostik: Die Prick-Testungen an der Volarseite des linken Unterarmes erfolgten mit 5 unverdünnt eingesetzten Latexmilchen unterschiedlicher Hersteller (*Tab. 15*), Biosorb®-Handschuhpuder (Johnson & Johnson, Norderstedt) sowie mit einer 0,9% NaCl-Lösung (Allergopharma, J. Ganzer AG, Reinbek) und einer Histaminlösung (1,7 mg/ml, Allergopharma, J. Ganzer AG, Reinbek) als negative bzw. positive Kontrollen. Die Beurteilung der Testreaktionen wurde gemäß der Einteilung nach Ring (*Tab. 4*) vorgenommen, wobei für eine einfach-positive Reaktion eine Quaddelgröße von mindestens 3 mm Durchmesser gefordert wurde. Bekannte Störfaktoren für die Prick-Testresultate, wie die Anwendung von Lokalkortikosteroiden an den Unterarmen oder die orale Einnahme von Antihistaminika bzw. Kortikoiden, wurden vor Testbeginn ausgeschlossen (Ergebnisse siehe unter 4.2.1.2).

In-vitro-Diagnostik: Die serologischen Untersuchungen umfaßten die Bestimmungen von Gesamt-IgE (Elias Medizintechnik GmbH, Freiburg), spezifischen IgE-Antikörpern gegen Naturlatex (Latex-RAST® (Radio-Allergo-Sorbent-Test), Pharmacia, Freiburg), sowie den Allergietest SX1, früher Phadiatop®, (Pharmacia, Freiburg), der nach dem RAST®-Prinzip IgE-Antikörper gegen 8 häufige Inhalationsallergene (Lieschgras, Roggen, Birke, Beifuß, Katzen- und Hundeschuppen, Dermatophagoides pteronyssinus, Cladosporum herbarum) nachweist (Ergebnisse siehe 4.2.1.3).

3.2.2
Risikogruppe II: Prävalenz einer Typ-I-Allergie gegen Naturlatex bei 483 Patienten mit atopischer Diathese oder klinisch manifester Atopie

Zwischen Mai 1992 und Dezember 1993 wurden bei 483 Patienten (298 Frauen, 185 Männer) im Rahmen der allergologischen Diagnostik positive Prick-Testergebnisse auf den aus 16 Substanzen bestehenden Block häufiger inhalativer Allergene (*Tab. 6*) ermittelt (236 Patienten mit Schleimhautatopie, 247 Patienten mit positiven Prick-Testreaktionen auf inhalative Allergene ohne klinische Relevanz). Bei allen Patienten erfolgte eine zusätzliche Prick-Testung mit einer hoch-ammoniakalischen, akzeleratorfreien Latexmilch (REGENT Hospitalprodukte, Mönchengladbach), wobei Soforttyp-Reaktionen jeweils hinsichtlich ihrer anamnestischen klinischen Relevanz überprüft wurden. Ziel dieser Untersuchung war die Feststellung der Prävalenz einer Typ-I-Allergie gegen Naturlatex bei Patienten mit einer atopischen Diathese bzw. einer klinisch manifesten Atopie (Ergebnisse siehe 4.2.2).

Tabelle 6: Testblock für häufige inhalative Allergene (Allergopharma, J. Ganzer AG, Reinbek)

Block Nr.	Bezeichnung	Allergen Nr.	Allergenmischung	immunologische Aktivität (BE/ml)
1	Histamindihydrochlorid (1,7 mg/ml)	-		-
2	Physiologische Kochsalzlösung (9 mg/ml)	-		-
3	Bäume I	012	Erle, Hasel, Pappel, Ulme, Weide	100 000
4	Bäume II	013	Birke, Rotbuche, Eiche, Platane	100 000
5	Gräser	006	Honiggras, Knäuelgras, Raygras, Wiesenlieschgras, Wiesenrispengras, Wiesenschwingel	50 000
6	Gerste	121	-	50 000
7	Hafer	126	-	50 000
8	Roggen	159	-	50 000
9	Weizen	173	-	50 000
10	Kräuter	014	Gemeiner Beifuß, Brennessel, Löwenzahn, Wegerich	100 000
11	Pilze I	044	Alternaria tenuis, Botrytis cinerea, Cladosporium herbarum, Curvularia lunata, Fusarium moniliforme, Helminthosporium halodes	20 000
12	Pilze II	045	Aspergillus fumigatus, Mucor mucedo, Penicillium notatum, Pullularia pullulans, Rhizopus nigricans, Serpula lacrymans	20 000
13	Hausstaub	707		5 000 PNU/ml
14	Hausstaubmilbe I	708	Dermatophagoides farinae	50 000
15	Hausstaubmilbe II	725	Dermatophagoides pteronyssinus	50 000
16	Federn	032	Ente, Gans, Huhn	20 000

BE = Biologische Einheiten, PNU = Protein/Stickstoff-Einheiten

3.2.3
Risikogruppe III: Prävalenz einer Typ-I-Allergie gegen Naturlatex bei 169 Medizinstudenten im Praktischen Jahr

Zwischen Mai und Juli 1993 erfolgten bei 169 Medizinstudenten der Universität Erlangen-Nürnberg (86 Männer, 83 Frauen; Durchschnittsalter: 27,5 ± 2,1 Jahre) zu Beginn ihres Praktischen Jahres Blutabnahmen zur Bestimmung von Gesamt-IgE (Elias Medizintechnik GmbH, Freiburg), spezifischen IgE-Antikörpern gegen Naturlatex (Latex-CAP-FEIA, Pharmacia Freiburg) und zur Durchführung des Allergietestes SX1 (Pharmacia, Freiburg, siehe 3.2.1.2). Alle Studenten befanden sich zu diesem Zeitpunkt im 11. bis 16. Semester ihres Studiums und hatten seit durchschnittlich 2,8 Jahren (Bereich: 2,5 bis 5 Jahre) regelmäßigen Kontakt zu Handschuhen aus Naturlatex im Rahmen von klinischen Kursen, mehrwöchigen Famulaturen und Nachtdiensten. Ziel dieser Untersuchungen war die Erfassung der Prävalenz spezifischer IgE-Antikörper gegen Naturlatex in diesem Risikokollektiv. Weiterhin sollte abgeklärt werden, ob Studenten mit positivem Allergietest SX1 ein erhöhtes Risiko für eine Typ-I-Allergie gegen Naturlatex haben (Ergebnisse siehe unter 4.2.3).

3.2.4
Risikogruppe IV: Typ-I-Allergien gegen Naturlatex bei 16 Kindern mit Spina bifida und urologischen oder sonstigen Fehlbildungen

Zwischen 11/1991 und 11/1993 wurden 15 Kinder (7 Mädchen, 8 Jungen) mit einem Durchschnittsalter von 6,9 Jahren (Bereich: 1,5 bis 15,8 Jahre) in unserer Klinik zum Ausschluß einer Typ-I-Allergie gegen Naturlatex untersucht. Zusätzlich wurde uns eine Blutprobe von einem 3 4/12 Jahre alten Jungen mit kongenitaler Blasenekstrophie, der an einem intraoperativen anaphylaktischen Schock verstorben war, zur Analyse des Latex-CAP-FEIA zugesandt. Bei allen Kindern waren kongenitale Mißbildungen der ableitenden Harnwege, eine Spina bifida oder Knochendystrophien bekannt (*Tab. 19*), zu deren operativer Korrektur anamnestisch in allen Fällen durchschnittlich 6 Operationen (Bereich: 3 bis 8) in Vollnarkose erfolgt waren (*Tab. 19*).
Die allergologische Diagnostik umfaßte Prick-Testungen an der Volarseite der Unterarme, die unter intensivmedizinischen Vorkehrungen durchgeführt wurden. Als Testmaterialien dienten eine hoch-ammoniakalische, akzeleratorfreie Latexmilch (REGENT Hospitalprodukte, Mönchengladbach) und Biosorb®-Handschuhpuder. Ergänzende Prick-Testungen mit anamnestisch eingesetzten und allergologisch relevanten Narkotika und Muskelrelaxanzien (Atracuriumbesilat, Pancuroniumbromid, Vecuroniumbromid und Thiopental-Natrium) erfolgten stufenweise in den Verdünnungen 1:1000, 1:100, 1:10 (Verdünnungsmedium: 0,9% NaCl) und zusätzlich unverdünnt im Falle negativer Testergebnisse.
Ergänzend wurden in allen Fällen spezifische IgE-Antikörper gegen Naturlatex und Ethylenoxid (CAP-FEIA-Methode, Pharmacia, Freiburg) bestimmt (Ergebnisse siehe 4.2.4).

3.3
Rhinomanometrische und ganzkörperplethysmographische Untersuchungen von 19 Latexallergikern mit Schleimhautsymptomatik

Zum Symptomenspektrum einer Typ-I-Allergie gegen Naturlatex gehören neben einer auf die Haut begrenzten lokalisierten oder generalisierten Kontakturtikaria eine zusätzliche Mitbeteiligung der Schleimhäute (Rhinitis, Konjunktivitis, Asthma bronchiale) und in einigen Fällen auch ein anaphylaktischer Schock. Basierend auf den Untersuchungen von Baur et al. [13–16] wurden als ausschließliche Ursache dieser Schleimhautsymptome die Inhalation von an Handschuhpuderpartikel gebundenen Latexproteinen postuliert. Bei der Diagnostik von Latexallergikern ergeben sich jedoch eindeutige Hinweise für eine zusätzliche kutan-hämatogene Auslösbarkeit der Schleimhautsymptome (z.B. Auslösung von Schleimhautsymptomen durch ungepuderte Latexhandschuhe), deren erstmaligen Nachweis wir durch arbeitsplatzbezogene Provokationstestungen erbringen wollten. Hierzu wurden im Rahmen einer kooperativen Studie mit dem Institut für Arbeits- und Sozialmedizin der Universität Erlangen-Nürnberg (Herr Priv.-Doz. Dr. med. H. Drexler) Provokationstestungen in Kombination mit Funktionsanalysen der oberen und unteren Atemwege bei 19 Patienten (17 Frauen, 2 Männer, Durchschnittsalter: 30,8 ± 4,3 Jahre) mit einer zuvor in der Dermatologischen Universitätsklinik Erlangen gesicherten Typ-I-Allergie gegen Naturlatex (positive Anamnese, positive Prick-Testresultate und positiver Latex-CAP-FEIA) und anamnestischen Haut- und Schleimhautsymptomen durchgeführt. Bei allen Patienten erfolgten zunächst eine routinemäßige kardiopulmonale Diagnostik (Auskultation, EKG-Registrierung) sowie eine spirometrische und ganzkörperplethysmographische Untersuchung zur Ermittlung der Ausgangswerte für die Vitalkapazität (in- und exspiratorisch), die forcierte Vitalkapazität (FVC), das forcierte exspiratorische Volumen über 1 Sekunde (FEV 1) sowie den maximalen exspiratorischen Flow bei 75%, 50%, und 25% verbleibender Vitalkapazität [99, 172]. Zusätzlich wurden bei allen Patienten die Atemwegswiderstände mittels Ganzkörperplethysmographie (Master-Lab, Fa. Jäger, Würzburg) und der nasale Flow mittels Rhinomanometrie (Rhinotest MP500, Allergopharma, J. Ganzer KG Reinbek) erfaßt.

3.3.1
Provokationstestung I zur Ermittlung der kutan-hämatogenen Auslösung der Schleimhautsymptomatik

Bei allen 19 Patienten mit Typ-I-Allergie gegen Naturlatex erfolgte zunächst ein zehnminütiger beidseitiger Handschuh-Trageversuch mit gepuderten Peha®-soft

Latexhandschuhen, die zuvor von dem Untersucher in einem gesonderten Raum auf der Innen- und Außenseite mit Wasser ausgewaschen und dem Patienten auf die angefeuchtete Haut angezogen wurden. Durch die Vorbehandlung der Handschuhe sollte eine Aufwirbelung von Puderpartikeln und damit die Auslösung einer inhalativen Symptomatik verhindert werden. Bei frühzeitigem Auftreten von Haut- oder Schleimhautsymptomen während der kutanen Exposition erfolgte ein vorzeitiger Testabbruch. Spirometrische, ganzkörperplethysmographische sowie rhinomanometrische Messungen wurden in dieser Reihenfolge unmittelbar nach Abschluß der Handschuhexposition, 3 bis 5 Minuten später sowie nach 1, 2 und 3 Stunden durchgeführt. Eine individuelle Variation des Testablaufes erfolgte jeweils bei Auftreten verstärkter Schleimhautsymptome. Für einen positiven Ausfall der Provokationstestungen wurde ein rhinomanometrischer Flow-Abfall von mindestens 40% gegenüber dem Ausgangswert bzw. eine Verdopplung des initialen Atemwegswiderstandes gefordert, wobei eine Gesamtresistance (R_{tot}) von mindestens 0,3 kPa/l/s erreicht werden mußte [172]. Die klinischen Manifestationen von Schleimhautsymptomen, wie Fließschnupfen, Niessalven oder eine Konjunktivitis mit verstärktem Augentränen, wurden ebenfalls als positive Ergebnisse der Provokationstestungen gewertet.

3.3.2
Provokationstestung II zur Ermittlung der inhalativen Auslösung der Schleimhautsymptomatik

Im zeitlichen Abstand von mindestens 4 Stunden zu dem vorausgegangenen Handschuh-Trageversuch erfolgten bei allen Latexallergikern die Untersuchungen zur Feststellung einer inhalativen Auslösung der Schleimhautsymptomatik. Hierbei wurde ein neues Paar gepuderter Peha®-soft Latexhandschuhe vom Untersucher in unmittelbarer Nähe des Patienten über einen Zeitraum von 10 Minuten mehrmals an- und ausgezogen und zusätzlich vor der Nase des Patienten mehrmals ausgeschüttelt. Der Proband hatte dabei keinen direkten Hautkontakt zu den Handschuhen. Die Reihenfolge der Messungen sowie die Kriterien für eine positive Provokationstestung entsprachen denjenigen der Provokationstestung I.

3.3.3
Provokationstestung III zur Ermittlung einer bronchialen Hyperreagibilität

24 Stunden nach Abschluß der arbeitsplatzbezogenen Provokationstestungen I und II erfolgte bei 15 der 19 Patienten mit Typ-I-Allergie gegen Latex ein unspezifi-

scher bronchialer Provokationstest durch Inhalation von Carbachol in steigender Dosierung von 0,001 bis maximal 0,6 mg mit anschließender spirometrischer Messung zur Erfassung einer Bronchialobstruktion. Für einen positiven Provokationstest wurden die o.a. Kriterien des Anstiegs der Atemwegswiderstände gefordert (siehe unter Provokationstestung I). Eine hochgradige Hyperreagibilität lag bei Auftreten eines signifikanten Anstiegs der Atemwegswiderstände nach Applikation von 0,001 – <0,1 mg Carbachol vor, eine mittelgradige Hyperreagibilität bei 0,1 – 0,2 mg und eine geringgradige Hyperreagibilität bei signifikantem Anstieg der Atemwegswiderstände nach Applikation von 0,4 mg Carbachol (Ergebnisse siehe unter 4.3).

3.4
Untersuchungen zur Optimierung der Diagnostik von Allergien gegen Naturlatex-Handschuhe

Während die Diagnostik von Typ-IV-Allergien gegen Gummiinhaltsstoffe (z.B gegen Akzeleratoren) in Hinblick auf die Testmedien, Testkonzentrationen der Allergene und Interpretationen der Epikutan-Testresultate international weitgehend einheitlich gehandhabt wird [68, 170, 173], stehen zur Erfassung einer Typ-I-Allergie gegen Naturlatex bis heute keine standardisierten Testsubstanzen zur Verfügung, und auch die Beurteilung der Prick-Testresultate basiert auf unterschiedlichen Richtlinien (*Tab. 34*). In den nachfolgenden Studien (3.4.1.1 und 3.4.1.2) werden unseres Wissens erstmalig die Ansprechraten im Prick-Test auf die am häufigsten eingesetzten Latexmaterialien an einem größeren Kollektiv von Patienten mit Typ-I-Allergie gegen Naturlatex untersucht. Aus den Ergebnissen sollen Empfehlungen für die am besten geeignete Testsubstanz zur Erfassung einer Typ-I-Allergie gegen Naturlatex resultieren.

3.4.1
Typ-I-Allergene

3.4.1.1
Ansprechraten unterschiedlicher Latexmilchen im Vergleich zu ausgehärtetem Naturlatex im Prick-Test

Zwischen Januar 1991 und Dezember 1993 wurden die Ansprechraten im Prick-Test auf insgesamt 6 niedrig- bzw. hoch-ammoniakalische Latexmilchen unterschiedlicher Hersteller (*Tab. 21*) im Vergleich zu ausgehärtetem Naturlatex bei 75 Patienten (45 Frauen, 30 Männer) mit gesicherter Typ-I-Allergie gegen Latex untersucht. Die Testungen erfolgten ausschließlich nach detaillierter Information und schriftlicher Einwilligung der Patienten. Zur Auswertung kamen die Gesamthäufigkeiten positiver Reaktionen auf die unterschiedlichen Testsubstanzen sowie die individuelle Ansprechrate der Latexallergiker (Ergebnisse siehe unter 4.4.1.1).

3.4.1.2
Ansprechraten von Latexmilch, wäßrigen Handschuhextrakten und kommerziellen Naturlatex-Extrakten im Prick-Test

Zwischen Januar 1992 und Dezember 1993 wurden bei 42 Patienten (31 Frauen, 11 Männer) mit gesicherter Typ-I-Allergie gegen Naturlatex die Ansprechraten im Prick-Test auf eine hoch-ammoniakalische Latexmilch (REGENT Hospitalprodukte, Mönchengladbach), einen wäßrigen Handschuhextrakt (1g Peha®-soft Latexhandschuh, Paul Hartmann AG Heidenheim, extrahiert in 8 ml physiologischer Kochsalzlösung, 24 h, 37°C) sowie auf einen kommerziellen 0,1% Naturlatex-Extrakt (Latex flüssig 0,1%, Nr. 0723, Maser GmbH, Herne) untersucht. Zum Zeitpunkt der Testungen befanden sich 28 (66,7%) der 42 Patienten im Stadium I einer Latexallergie, 3 (7,1%) im Stadium II, 10 (23,8%) im Stadium III und 1 (2,4%) Patient im Stadium IV. Bei 20 der 42 Latexallergiker wurden neben den o.a. Latex-Testmedien 2 weitere kommerzielle Naturlatex-Extrakte (Rubber Latex 1% Testing Solution E1495, Bencard Neuss; Latex-Allergenextrakt 4% w/v, Allergopharma, J.Ganzer KG, Reinbek) im Prick-Test untersucht (Ergebnisse siehe unter 4.4.1.2)

3.4.2
Typ-IV-Allergene

3.4.2.1
Ansprechraten von 0,25% und 1,0% Thiuramen im Epikutan-Test

Basierend auf den Ergebnissen internationaler Studien bedingen die Thiurame den Hauptanteil der allergischen Kontaktekzeme auf Latexhandschuhe [28, 41, 66, 89, 90, 94, 122, 192, 194]. Ursachen hierfür sind die wiederholt bestätigte allergologische Potenz, aber auch die bis 1993 vorkommende weite Verbreitung der Thiurame in medizinischen Einmalhandschuhen bzw. in Haushalts- und Industriehandschuhen. Da einige Patienten (5 – 10 % der Thiuramallergiker) mit eindeutig positiver Epikutan-Testreaktion auf den Thiuram-Mix negativ auf die Einzelsubstanzen des Mixes reagieren [89, 90], ergab sich die zusätzliche Frage, ob eine Erhöhung der international üblichen Testkonzentrationen der Thiuram-Derivate von 0,25% auf 1,0% zu einer Verbesserung der Diagnostik führt. Zur diesbezüglichen Klärung wurden zwischen Januar 1991 und Dezember 1993 bei 61 Patienten mit Zustand nach Thiuram-bedingtem allergischen Kontaktekzem die Ansprechraten im Epikutan-Test auf 0,25% Thiuram-Einzelsubstanzen (entsprechend den Empfehlungen der DKG und der ICDRG) im Vergleich zu den 1% Thiuramen (TMTD, TETD, TMTM und PTD) untersucht. Nach Applikation der Testsubstanzen auf mit Scanpor-Pflaster fixierte Finn Chamber betrug die Aufklebezeit 24 Stunden. Ablesungen und Interpretationen der Testreaktionen erfolgten wie unter 3.1.1.1 beschrieben. Zusätzliche Epikutan-Testungen der 1% Thiuram-Derivate bei 100 Patienten mit anamnestisch fehlenden Hinweisen einer Typ-IV-Allergie dienten als negative Kontrolle, d.h. dem Ausschluß falsch-positiver Testreaktionen (Ergebnisse siehe unter 4.4.2.1).

3.4.2.2
Ansprechraten von 3% Carba-Mix (ZDC, ZDBC, DPG) und 2% Carba-Mix (ZDC, ZDBC) im Epikutan-Test

Im Vergleich zu den Thiuramen besteht für die in Latexprodukten noch weiter verbreiteten Dithiocarbamate ein deutlich geringeres allergologisches, aber höheres irritatives Potential [4, 89, 90, 108, 135, 164]. Aufgrund der international beobachteten falsch-positiven Testreaktionen auf den 3% Carba-Mix (1% ZDC, 1%ZDBC, 1%DPG) in etwa 50% der Fälle wurde dieser seit Sommer 1989 aus der deutschen und europäischen Epikutan-Test-Standardreihe (Hermal, Reinbek) entfernt. Damit entfiel aber der „Suchtest" für die Diagnostik von Typ-IV-Allergien gegen die häufig, aber nicht in allen Fällen mit den Thiuramen kreuzreagierenden Dithiocarbamate. Da insbesondere Diphenylguanidin wiederholt als Ursache dieser falsch-positiven Reaktionen auf den 3% Carba-Mix angeschuldigt wurde, wollten wir der Frage nachgehen, ob der um Diphenylguanidin verminderte und bisher international nicht untersuchte 2% Carba-Mix (1% ZDC, 1% ZDBC) zu einer Verbesserung der Diagnostik von Typ-IV-Allergien gegen Dithiocarbamate führt und somit zukünftig den 3% Carba-Mix in der Epikutan-Test-Standardreihe ersetzen könnte.

Hierzu erfolgten zwischen Januar 1991 und Dezember 1993 bei 53 Patienten mit Verdacht auf ein Latexhandschuh- oder Gummistiefel-bedingtes allergisches Kontaktekzem und einer positiven Epikutan-Testreaktion auf den 3% Carba-Mix zusätzliche Testungen mit dem um Diphenylguanidin (DPG) verminderten 2% Carba-Mix sowie den Einzelsubstanzen der vorgenannten Gummi-Mixe (ZDC, ZDBC, DPG). Ergänzende Testungen wurden in allen Fällen mit Zinkdimethyldithiocarbamat (ZDMC, 1% in Vaseline) und Zink-N'N-ethyl-phenyldithiocarbamat (ZEPC, 1% in Vaseline) durchgeführt, die nach Herstellerangaben ebenfalls als Akzeleratoren u.a. in Latexhandschuhen verwendet werden, aber weder Bestandteil der vorgenannten Mixe noch des kommerziellen Testblockes für Gummichemikalien (Hermal, Reinbek) sind. Die Testapplikationen und Interpretationen der Testreaktionen erfolgten wie unter 3.4.2.1 beschrieben (Ergebnisse siehe unter 4.4.2.2).

3.5
Untersuchungen zur Frage der Kreuzreaktionen zwischen Naturlatex und bestimmten Früchten (Kiwi, Banane, Avocado, Pfirsich, Eßkastanie) bzw. Guttapercha

3.5.1
Prick-Testungen und Bestimmungen spezifischer IgE-Antikörper (CAP-FEIA) gegen Naturlatex und 5 Früchte

Basierend auf den Ergebnissen von RAST®-Inhibitionstesten und dem häufig gemeinsamen Vorkommen spezifischer IgE-Antikörper wurden in der Literatur wiederholt Kreuzreaktionen zwischen Naturlatex und bestimmten, botanisch nicht verwandten Früchten (u.a. Kiwi, Banane, Avocado, Pfirsich, Eßkastanie) [37, 39, 44, 45, 126, 165, 169, 218] angenommen. Hiermit übereinstimmend fanden sich auch bei einzelnen Patienten mit Zustand nach anaphylaktischer Schockreaktion auf Banane oder Kiwi deutlich positive Prick-Testreaktionen und spezifische IgE-Antikörper gegen Naturlatex trotz anamnestisch fehlendem Allergenkontakt (z.B. zu Latexhandschuhen).

Anhand von zwei unterschiedlichen Patientenkollektiven sollten in der vorliegenden Studie die Korrelation von Typ-I-Allergien gegen Naturlatex und die fünf o.a. Früchte und der Einfluß atopischer Erkrankungen auf die Ergebnisse untersucht werden.

Patientenkollektiv I: Zwischen Januar und Dezember 1993 wurden 44 Patienten mit einer klinisch manifesten und immunologisch nachweisbaren Typ-I-Allergie gegen Naturlatex (31 Frauen, 13 Männer, Durchschnittsalter: 28,9 ± 5,3 Jahre) auf das gleichzeitige Vorkommen positiver Prick-Testreaktionen und spezifischer IgE-Antikörper (CAP-FEIA, Pharmacia, Freiburg) gegen Banane, Kiwi, Avocado und Eßkastanie sowie ergänzend gegen Birkenpollen als häufiges inhalatives Allergen untersucht. Bei allen Patienten wurden zusätzliche Bestimmungen spezifischer IgE-Antikörper gegen Pfirsich durchgeführt. Während die Prick-Testungen der Früchte mit Nativmaterial (Fruchtfleisch und Fruchtschale) erfolgten, wurde für die Testung der Birkenpollen ein Allergenextrakt (Allergopharma, J. Ganzer KG, Reinbek) verwendet (Ergebnisse siehe unter 4.5.1).

Patientenkollektiv II: In einer zweiten Studie wurde der Einfluß einer klinisch manifesten atopischen Schleimhautdiathese auf das gleichzeitige Vorkommen spezifischer IgE-Antikörper gegen Naturlatex und die vorgenannten Früchte (Kiwi, Banane, Avocado, Pfirsich, Eßkastanie) überprüft. Hierzu wurden die Resultate der entsprechenden In-vitro-Untersuchungen (CAP-FEIA) von 30 Medizinstudenten im Praktischen Jahr mit atopischen Erkrankungen (Rhinitis, Konjunktivitis oder Asthma bronchiale allergicum) und positivem Allergietest SX1 (Hinweis für eine atopische Diathese, siehe 3.2.1.2) mit den Ergebnissen von 30 weiteren Medizinstudenten im Praktischen Jahr ohne atopische Diathese und mit negativem Allergietest SX1 verglichen (Ergebnisse siehe unter 4.5.1).

3.5.2
Prick-Testungen mit Guttapercha bei 25 Patienten mit Typ-I-Allergie gegen Naturlatex

Guttapercha (trans-1,4-Polyisopren) wird in der Zahnheilkunde als provisorisches Zahnfüllungs- bzw. Wurzelkanalfüllungsmaterial weit verbreitet eingesetzt. Wegen seiner chemischen und botanischen Verwandtschaft zum Naturlatex (cis-1,4-Polyisopren) wurde die Möglichkeit von Kreuzreaktionen zwischen diesen beiden Polymeren (inklusive chemisch gebundener Proteine) in der Vergangenheit diskutiert, bisher aber unseres Wissens nicht näher untersucht.
In der vorliegenden Studie erfolgten zwischen Mai und Oktober 1993 bei 25 Patienten mit klinisch und immunologisch gesicherter Typ-I-Allergie gegen Latex zusätzliche Prick-Testungen mit Guttapercha. Das im gebrauchsfertigen Zustand sehr spröde provisorische Zahnfüllungsmaterial wurde zunächst im Wärmeschrank bei 37°C kurzzeitig inkubiert und anschließend im weichen und geschmeidigen Zustand direkt in den Prick-Test eingesetzt. Vergleichende Testungen erfolgten mit einer 50%igen Guttapercha-Lösung in Chloroform (Ergebnisse siehe unter 4.5.2).

3.6
Untersuchungen zu irritativen und allergologisch relevanten Parametern medizinischer Einmalhandschuhe

3.6.1
Untersuchungen zu irritativen Eigenschaften medizinischer Einmalhandschuhe

Die täglich mehrstündige Anwendung von Latexhandschuhen in Kombination mit dem regelmäßigen Gebrauch von Desinfektionsmitteln bei unzureichender Anwendung von Hautschutzsalben stellen wesentliche Ursachen für die Beeinträchtigung der physiologischen Barrierefunktion der Haut und das gehäufte Auftreten subtoxisch-kumulativer Handekzeme in medizinischen Berufen dar [10, 12, 84, 141, 152, 170, 180, 207]. Klinische Erfahrungen haben gezeigt, daß insbesondere für Patienten mit atopischer Hautdiathese ein erhöhtes Risiko für die Entwicklung von Handekzemen speziell bei Anwendung gepuderter Einmalhandschuhe besteht.

Ursächlich sind hierbei neben Okklusionseffekten durch die eng anliegenden Handschuhe wahrscheinlich auch mechanisch-irritative Effekte der Handschuhpuderpartikel zu berücksichtigen. Inwieweit der Magnesiumoxidgehalt im Handschuhpuder eine pH-Wert-Verschiebung in den alkalischen Bereich bedingt und damit als weitere Ursache des erhöhten irritativen Potentials gepuderter Einmalhandschuhe zu berücksichtigen ist, sollte in der vorliegenden Studie untersucht werden. Hierzu wurden die pH-Werte in unterschiedlichen medizinischen Einmalhandschuhen bestimmt und zusätzlich die Änderungen der pH-Werte der Haut nach Tragen gepuderter und ungepuderter Handschuhe ermittelt.

3.6.1.1
Bestimmungen der pH-Werte in den Handschuheluaten von 42 medizinischen Einmalhandschuhen

22 gepuderte und 20 ungepuderte medizinische Einmalhandschuhe aus Naturlatex, Kunstgummi und Polyvinylchlorid (PVC) wurden jeweils mit 50 ml bidestilliertem Wasser gefüllt und anschließend dicht verschlossen. Während der nachfolgenden einstündigen Inkubation bei Zimmertemperatur wurden die Handschuhe in fünfminütigen Abständen durch Knetbewegungen vorsichtig hin und her bewegt. Im Anschluß hieran erfolgte die Bestimmung der pH-Werte in den Handschuheluaten mittels einer Standard-Elektrode (Schrott, Mainz). Zur Equilibrierung wurde die pH-Elektrode mindestens 2 Minuten in die zu messende Lösung eingetaucht bevor der endgültige, stabile pH-Wert abgelesen wurde (Ergebnisse siehe unter 4.6.1.1).

3.6.1.2
Bestimmungen der pH-Werte auf gesunder und ekzematöser Haut nach Tragen von OP-Handschuhen

Bei 19 Probanden, d.h. bei 8 hautgesunden Probanden und bei 11 Patienten mit gering oder mäßig ausgeprägtem subtoxisch-kumulativem Handekzem, erfolgten 30minütige Handschuh-Trageversuche jeweils mit einem gepuderten und ungepuderten OP-Handschuh aus Kunstgummi. Die Ermittlung der pH-Werte auf der Haut erfolgte vor dem Handschuh-Trageversuch, unmittelbar nach 30minütiger Handschuhexposition sowie 2 Stunden und 4 Stunden später. Zur Ermittlung des pH-Wertes der Haut im Bereich des Metacarpophalangealgelenkes III dorsal wurden jeweils 50 µl Aqua bidestillata auf den Meßort aufgetragen und die pH-Standard-Elektrode (Schott, Mainz) in den Tropfen eingetaucht. Nach Equilibrierung über mindestens 1 Minute wurde der jetzt stabile pH-Wert der Haut abgelesen. Als Kontrollmeßpunkt diente ein umschriebenes Hautareal am beugeseitigen Unterarm in 10 cm Entfernung von der proximalen Handgelenksfalte (Ergebnisse siehe unter 4.6.1.2).

3.6.1.3
Bestimmungen der pH-Werte auf ekzematöser Haut nach Tragen eines gepuderten OP-Handschuhs (pH 10,4) und Entfernung der Puderreste mit bidestilliertem Wasser

Zur Überprüfung einer möglichen Beeinflussung der Meßergebnisse der Haut-pH-Werte durch Puderreste des OP-Handschuhs erfolgte bei 5 Probanden mit subtoxisch-kumulativem Handekzem im Anschluß an den 30minütigen Handschuh-Trageversuch mit dem o.a. gepuderten OP-Handschuh aus Kunstgummi (pH 10,4) ein sorgfältiges Abwaschen der gesamten Hand mit bidestilliertem Wasser. Die Messungen der pH-Werte im Bereich des Metacarpophalangealgelenkes III dorsal sowie am Handgelenk dorsal erfolgten jeweils vor der Handschuhexposition, unmittelbar nach Abwaschen und Lufttrocknung der Haut sowie 2 Stunden später (Ergebnisse siehe unter 4.6.1.3).

3.6.2
Untersuchungen zu allergologisch relevanten Parametern medizinischer Einmalhandschuhe aus Naturlatex

3.6.2.1
Bestimmungen der Proteinkonzentrationen in 23 Naturlatex-Handschuhen unterschiedlicher Hersteller

Angesichts der seit mehreren Jahren registrierten deutlichen Zunahme von Typ-I-Allergien gegen Naturlatex, speziell in medizinischen Berufen, ist die Kenntnis allergologisch relevanter Handschuheigenschaften und deren Berücksichtigung im Herstellungsprozeß von außerordentlicher prophylaktischer Bedeutung. Basierend auf den Ergebnissen internationaler Studien wird das allergologische Potential eines medizinischen Naturlatex-Handschuhs insbesondere durch seine Konzentration an extrahierbaren, wasserlöslichen Proteinen beeinflußt [100, 131, 198], und eine entsprechende Limitierung gehört zu den wesentlichen Zielsetzungen des Europäischen Normenausschusses für medizinische Einmalhandschuhe (CEN TC 205/WG3).

Ziel der nachfolgenden Studie war die Erfassung der Variationsbreite der Konzentrationen extrahierbarer, wasserlöslicher Proteine in 23 gepuderten, ungepuderten bzw. chlorinierten Latexhandschuhen. Unter Miteinbeziehung der Ergebnisse von 3.6.2.3 sollten hieraus Empfehlungen für die Herstellung eines allergenarmen Naturlatex-Handschuhs resultieren.

Extraktion wasserlöslicher Latexproteine aus Einmalhandschuhen: Unter Berücksichtigung der pH-Abhängigkeit der qualitativen und quantitativen Proteinextraktion aus Naturlatex-Handschuhen und des Nachweises alkalischer pH-Werte in ungepufferten Handschuheluaten der überwiegend gepuderten Einmalhandschuhe (siehe unter 3.6.1.1) wurde in der vorliegenden Studie ein 0,1 M Tris/HCl-Puffer, pH 8,2, als Extraktionsmedium gewählt. Zum Extrahieren wurden jeweils 2 Latexhandschuhe derselben Charge (15-28,9 g) in kleine Streifen geschnitten (zum Anfassen der Handschuhe wurden latexfreie Handschuhe getragen) und mit 100 ml Puffer extrahiert. Hierzu wurden die Proben zunächst 15 Minuten in einem Ultraschall-Wasserbad beschallt, anschließend 30 Minuten bei 37°C inkubiert, wieder beschallt (15 Minuten) und nochmals bei 37°C über 30 Minuten inkubiert. Anschließend wurden die Handschuhstückchen über ein Edelstahlsieb von dem Extraktionsmedium getrennt. Die Extraktionslösung, eine bedingt durch das Handschuhpuder trübe Suspension, wurde durch Zentrifugation (2500 x g, Rotixa/RP, Hettich, Tuttlingen) und anschließende Filtration (Einmalsterilfilter Millex-GV, 0,22 µm, „Low Protein Binding", Millipore, Eschborn) von Partikeln gereinigt und direkt in die Proteinmessung eingesetzt.

Proteinbestimmung nach Bradford: Das Prinzip dieser international anerkannten Methode zur Proteinbestimmung beruht darauf, daß der Textilfarbstoff Coomassie Brillant Blue G-250 in saurer, Orthophosphorsäure-haltiger Lösung nicht kovalent an hydrophobe Gruppen in Proteinen bindet, wodurch das Absorptionsmaximum des Farbstoffes von 465 nm auf 595 nm angehoben wird [26]. Die Zunahme der Absorption bei 595 nm, die mit einem Farbumschlag von rot nach blau einhergeht, wird gemessen und korreliert mit der zu bestimmenden Proteinkonzentration. Diese Methode ist sehr empfindlich, mit einer Nachweisgrenze von 0,1 µg Protein pro Meßansatz. Bestimmte Inhaltsstoffe von Naturlatex-Handschuhen (z.B. Detergenzien, Phenole) können allerdings mit der Bradford-Methode interferieren und somit unter Umständen zur Ermittlung falsch-hoher Proteinkonzentrationen führen.

Bei der Durchführung der Proteinbestimmung in der vorliegenden Studie (Mikromethode, Bio-Rad, München) wurden je 0,8 ml der Standardlösungen (2–100 µg Ovalbumin/ml 0,1 M Tris/HCl-Puffer, pH 8,2) bzw. der zu untersuchenden Proben in verschraubbare Mikroröhren (2 ml, Sarstedt, Nümbrecht) mit 200 µl des unverdünnten Farbstoffkonzentrates versetzt, auf dem Whirlmix gemischt und nach 5 Minuten zur photometrischen Bestimmung (Titertek Multiskan Plus-Photometer, Firma Laboratory, Flow) in Flachboden-Mikrotiterplatten übertragen. Die Daten wurden direkt in ein Auswerteprogramm (Synelisa, Elias, Freiburg) übernommen und die Proteinkonzentrationen mit Hilfe einer Spline-Approximation berechnet (Ergebnisse siehe 4.6.2).

Proteinbestimmung nach der LEAP-Methode: Der *Latex Elisa for Antigenic Proteins* [18, 58] ist eine enzymimmunologische Methode zur Bestimmung von extrahierbaren Latexproteinen. Nach Absorption der zu bestimmenden Latexproteine an die Innenwand von Polystyrol-Mikrotiterplatten werden die Latexproteine durch Zugabe polyklonaler Kaninchen-anti Latexprotein-Antikörper und nachfolgend enzymmarkierter Ziegen-anti Kaninchen IgG-Antikörper detektiert. Zur Herstellung der polyklonalen Antikörper in der vorliegenden Studie wurde ein wäßriger dialysierter Extrakt aus einem akzeleratorfreien Latexfilm verwendet.

Die Nachweisgrenze dieser Methode beträgt 5 ng Protein/ml Extrakt. Als Nachteil des LEAP ist zu beachten, daß nur solche Proteine meßbar sind, die bei der initialen Antikörperinduktion vorhanden sind. Außerdem werden kleinmolekulare Proteine (wahrscheinlich Hauptproteine in Naturlatex-Handschuhen) schlecht an Polystyrolplatten absorbiert und können somit unter Umständen nicht erfaßt werden (Ergebnisse siehe 4.6.2.1).

3.6.2.2
Prick-Testungen mit Handschuhmaterial aus Naturlatex vor und nach wäßriger Extraktion

Zwischen Januar 1992 und Dezember 1993 wurden 33 Patienten (25 Frauen, 8 Männer) mit Typ-I-Allergien gegen Naturlatex und positiven Prick-Testreaktionen auf unbehandeltes Material eines Peha®-soft Latexhandschuhs (Paul Hartmann AG, Heidenheim) zusätzlich mit demselben Handschuhmaterial nach 1 und 24 Stunden wäßriger Extraktion (1 g Peha®-soft Latexhandschuh extrahiert in 8 ml physiologischer Kochsalzlösung, 37°C) und mit den zugehörigen wäßrigen Extrakten im Prick-Test untersucht. Ziel dieser Untersuchungen war die Überprüfung des allergologischen Potentials eines Latexhandschuhs in Abhängigkeit von der Zeitdauer wäßriger Extraktion (Ergebnisse siehe 4.6.2.2).

3.6.2.3
Allergologische Eigenschaften von Naturlatex-Membranen nach unterschiedlichen Extraktionen

In einer kooperativen Studie mit dem Tun Abdul Razak Laboratory (Dr. Brian Audley, Malaysian Rubber Producers' Research Association [MRPRA], Hertford, England) wurden zwischen Juli 1992 und Dezember 1993 der Einfluß unterschiedlicher Extraktionsbedingungen auf die Konzentrationen extrahierbaren Proteins aus Naturlatexmaterial und die hieraus resultierende Allergenität untersucht. Anhand der Ansprechraten im Prick-Test auf unterschiedliche Proteinkonzentrationen sollten bei 38 Patienten mit einer Typ-I-Allergie gegen Naturlatex Hinweise für eine aus prophylaktischer und therapeutischer Sicht relevante Schwellenkonzentration resultieren (Kriterium für einen allergenarmen Naturlatex-Handschuh).
Variationen der Extraktionsbedingungen: 13 im Dipping-Verfahren aus hoch-ammoniakalischer Latexmilch hergestellte 0,2 mm dicke Naturlatex-Membranen (LM) (Konzentration extrahierbaren Proteins nach Bradford: 400 µg/g Latex) wurden mit Ausnahme von LM 1 zunächst in Aqua bidest. bei 50°C (Feucht-Gel-Extraktion) unter leichter Bewegung über unterschiedliche Zeiträume von 1 Minute bis 16 Stunden extrahiert (*Tab. 31*). Im Anschluß hieran erfolgten bei den Latexmembranen LM Nr.10 bis 13 die zusätzlichen in Tabelle 31 aufgeführten Extraktionsschritte. Die Bestimmungen des extrahierbaren Restproteins nach Durchführung der o.a. Vorbehandlungen erfolgten in wäßrigen Extrakten der 13 Latexmem-

3   Patienten, Material, Methoden und Studienprotokolle

branen (0,85% NaCl, 3 Stunden, 35°C) durch Anwendung der Bradford-Methode (siehe 3.6.2.1) sowie einer enzymimmunologischen Nachweismethode (LEAP: Latex ELISA for antigenic proteins) [18]. Sowohl die Herstellung der Latexmembranen als auch die Proteinbestimmungen wurden im Tun Abdul Razak Laboratory in Hertford durchgeführt (Ergebnisse siehe 4.6.2.3).
Prick-Testungen mit Naturlatex-Membranen bei 38 Patienten: Nach vorheriger detaillierter Information und schriftlicher Einwilligung erfolgten bei 38 Patienten (27 Frauen, 11 Männer) mit klinisch und allergologisch gesicherter Typ-I-Allergie gegen Naturlatex Prick-Testungen mit den o.a. unterschiedlich extrahierten 13 Latexmembranen sowie mit dem Testblock häufiger inhalativer Allergene (*Tab. 6*) zur Feststellung einer atopischen Diathese. Das Durchschnittsalter der Patienten betrug 29,7 ± 4,3 Jahre (Bereich: 19 bis 35 Jahre). Gemäß der Klassifikation nach von Krogh und Maibach (*Tab. 1*) befanden sich 23 Patienten im Stadium I einer Latexallergie, 2 im Stadium II, 12 im Stadium III, und bei einem Patienten lag anamnestisch ein Stadium IV einer Latexallergie vor. Bei 34 (89,5%) der 38 Patienten wurden zusätzlich spezifische IgE-Antikörper gegen Naturlatex mittels der CAP-FEIA-Methode bestimmt (Ergebnisse siehe 4.6.2.3).

3.7
Studie zur Rehabilitation von 67 Patienten mit Typ-I-Allergien gegen Naturlatex

Zwischen Dezember 1993 und Februar 1994 wurden 67 Patienten (55 Frauen, 12 Männer; Durchschnittsalter 31,8 ± 3,1 Jahre) mit einer im Zeitraum von 1/1989 bis 10/1993 in der Dermatologischen Universitätsklinik Erlangen diagnostizierten Typ-I-Allergie gegen Naturlatex über ihr weiteres berufliches Auskommen nach Durchführung unterschiedlicher Rehabilitationsmaßnahmen (Verbleiben am alten Arbeitsplatz, innerbetriebliche Umsetzung an einen latexarmen oder latexfreien Arbeitsplatz, berufliche Weiterbildung im erlernten Beruf, Umschulung in einen anderen Beruf u.a.) befragt. Anhand des hierzu verwendeten zweiseitigen Fragebogens wurden neben der beruflichen Tätigkeit u.a. die täglichen Latexhandschuh-Tragezeiten und die vermutete Latexstaubbelastung am Arbeitsplatz sowie der Schweregrad der klinischen Haut- und Schleimhautsymptome vor Diagnosestellung einer Naturlatexallergie und nach Einführung von Arbeitsschutzmaßnahmen ermittelt. Insgesamt erfaßt wurden 29 Patienten mit Stadium I einer Latexallergie (1x mit zusätzlich inhalativer Komponente), 1 Patient mit Stadium II, 33 Patienten mit Stadium III (15x mit zusätzlich inhalativer Komponente) und 4 Patienten mit Stadium IV einer Typ-I-Allergie gegen Naturlatex (3x mit zusätzlich inhalativer Komponente). 49 (73,1%) Patienten litten anamnestisch an atopischen Erkrankungen und in 6 weiteren Fällen wurden anläßlich der Untersuchungen in der Dermatologischen Universitätsklinik Erlangen positive Prick-Testreaktionen auf häufige inhalative Allergene (*Tab. 6*) als Hinweis einer atopischen Diathese nachgewiesen.

Die vorliegende Studie zur Rehabilitation von Patienten mit Typ-I-Allergie gegen Naturlatex erfolgte in Zusammenarbeit mit Herrn Dr. med. H. Strebl, Betriebsärztlicher Dienst am Institut für Arbeits-, Sozial- und Umweltmedizin der Universität Erlangen-Nürnberg (Ergebnisse siehe 4.7).

4 Ergebnisse

4.1 Untersuchungsergebnisse zu Allergenen, Allergenhäufigkeiten und ihrer Bedeutung bei 259 Patienten mit Allergien gegen Naturlatex-Handschuhe (Erlangen 1989–1993)

4.1.1 Untersuchungsergebnisse bei 116 Patienten mit Typ-IV-Allergien gegen Naturlatex-Handschuhe

4.1.1.1 Eigenanamnestische Daten

Das Durchschnittsalter der 116 Patienten mit Typ-IV-Allergien gegen Latexhandschuhe betrug 39,2 ± 12,1 Jahre (Bereich: 17,5 bis 71,0 Jahre), wobei 81 Frauen und 35 Männer mit einem Durchschnittsalter von 38,1 bzw. 40,9 Jahren berücksichtigt wurden (*Tab. 7*). Die durchschnittlichen täglichen Handschuh-Tragezeiten betrugen 1,3 ± 2,0 Stunden (Bereich: 0,75–6,0 Stunden). Intoleranzreaktionen gegenüber Latexhandschuhen traten 6 Wochen bis 7,1 Jahre nach Beginn des regelmäßigen Handschuhkontaktes auf (durchschnittlich nach 12,7 ± 7,9 Jahren, *Tab. 7*). Anamnestisch bestanden bei 42 (36,2%) der 116 Patienten Erkrankungen des atopischen Formenkreises, wobei eine Rhinitis allergica am häufigsten, d.h. in 29

Tabelle 7: Anamnestische Daten von Patienten mit Typ-I- und Typ-IV-Allergien gegen Naturlatex-Handschuhe

	Typ-I-Allergiker (n = 171)	Typ-IV-Allergiker (n = 116)
Geschlechtsverteilung (w/m)	2,5	2,3
Durchschnittsalter (Jahre ± SD)	29,1 ± 8,9	39,2 ± 12,1
Durchschnittlicher Latexhandschuhkontakt pro Tag (Stunden ± SD)	2,1 ± 2,3	1,3 ± 2,0
Durchschnittliches asymptomatisches Intervall seit Beginn regelmäßigen Handschuhkontaktes (Jahre ± SD)	3,3 ± 1,4	12,7 ± 7,9
Vorbestehendes Handekzem	111 (64,9%)	38 (32,8%)
Atopische Erkrankungen	104 (60,8%)	42 (36,2%)
Medizinische Berufe	116 (67,8%)	46 (39,7%)
Hauswirtschaftliche Berufe	17 (9,9 %)	37 (31,9%)

(69,0%) Fällen, angegeben wurde. Bei 38 (32,8%) der Typ-IV-Allergiker waren der regelmäßigen Handschuhanwendung intermittierende oder persistierende Handekzeme vorausgegangen (*Tab. 7*). Als die am häufigsten vertretenen Berufsgruppen erwiesen sich Medizin und Hauswirtschaft mit 46 (39,7%) bzw. 37 (31,9%) Fällen (*Tab. 7 und 8*).

Tabelle 8: Berufe der Patienten mit Allergien gegen Naturlatex-Handschuhe

	Typ I (n=171)		Typ IV (n=116)	
	Anzahl	%	Anzahl	%
Medizin	116	67,8	46	39,7
Hauswirtschaft, Gastronomie	17	9,9	37	31,9
Biologie	7	4,1	0	0
Elektrotechnik, Elektronik	5	2,3	8	6,9
Maschinen-/Metallarbeiter	5	2,9	5	4,3
Baugewerbe	5	2,9	5	4,3
Chemie	3	1,8	4	3,5
Friseure	6	3,5	3	2,6
Förster	1	0,6	1	0,9
Offset-Drucker	3	1,8	2	1,7
Fotograf	1	0,6	2	1,7
Textilarbeiter	1	0,6	2	1,7
Post	2	1,2	1	0,9

4.1.1.2
Ergebnisse der Allergietestungen

Bei den Epikutan-Testungen von 116 Patienten mit Typ-IV-Allergien gegen Naturlatex-Handschuhe zeigten sich positive Reaktionen auf den Thiuram-Mix (TM) in 77,6% (90 Patienten) der Fälle, gefolgt von dem 3% Carba-Mix (CM) in 33,6% (39 Patienten), dem Mercapto-Mix (MM) in 10,3% (12 Patienten) und Derivaten des Paraphenylendiamins in 9,5% der Patienten (*Tab. 9*). In 52 (44,8%) Fällen waren ausschließlich Thiurame für die Typ-IV-Allergie gegen Latexhandschuhe verantwortlich, während Dithiocarbamate und Mercaptobenzothiazole in 5 (4,3%) bzw. 4 (3,4%) Fällen als alleinige Auslöser ermittelt wurden. Am häufigsten fielen die Testresultate positiv aus bei der Gummi-Mix-Kombination TM und 3% CM bei 29 (25%) der 116 Patienten. In einigen Fällen zeigten sich positive Epikutan-Testungen auf TM, 3% CM oder MM bei negativen Ergebnissen auf die Einzelsubstanzen der Gummi- Mixe und umgekehrt. Diese falsch-positiven bzw. falsch-negativen Testresultate sind der Tabelle 9 zu entnehmen. Unter den Einzelsubstanzen fanden sich positive Testresultate am häufigsten bei TMTD und TMTM unter den Thiuramen, ZDC unter den Dithiocarbamaten und bei MMBT aus der Reihe der Benzothiazolderivate (*Tab. 9*).
Positive Epikutan-Testungen mit Material des jeweils am Arbeitsplatz getragenen Handschuhs wurden bei 95 (81,9%) der 116 Patienten mit Typ-IV-Allergien gegen Latexhandschuhe nachgewiesen. Bei den übrigen 21 Patienten fiel der Handschuh-Trageversuch trotz negativer Epikutan-Testung eindeutig positiv aus.

4 Ergebnisse

Tabelle 9: Epikutan-Testreaktionen auf Gummiinhaltsstoffe und deren Mischungen bei 116 Patienten mit Typ-IV-Allergien gegen Naturlatex-Handschuhe

	Thiuram-			Mercapto-	
	Mix 1 % pos.	Mix 1 % neg.		Mix 2 % pos.	Mix 2 % neg.
Einzelsubst. pos.	87	6	Einzelsubst. pos.	12	5
Einzelsubst. neg.	3	20	Einzelsubst. neg.	0	99
Sensitivität = 93,5 %, Spezifität = 87,0 %			Sensitivität = 70,6 %, Spezifität = 100 %		
TMTD pos. 0,25 oder 1,0 %	59	2	MBT pos. 2,0 %	11	2
TMTM pos. 0,25 oder 1,0 %	60	1	MMBT pos. 0,5 %	10	5
TETD pos. 0,25 oder 1,0 %	49	4	MBTS pos. 1,0 %	6	1
PTD pos. 0,25 oder 1,0 %	31	1	CBS pos. 1,0 %	11	2
	Carba-			PPD(black rubber)-	
	Mix 3 % pos.	Mix 3 % neg.		Mix 0,6 % pos.	Mix 0,6 % neg.
Einzelsubst. pos.	21	3	Einzelsubst. pos.	11	0
Einzelsubst. neg.	18	74	Einzelsubst. neg.	0	105
Sensitivität = 87,5 %, Spezifität = 80,4 %			Sensitivität = 100 %, Spezifität = 100 %		
ZDC pos. 1,0 %	18	3	IPPD pos. 0,1 %	11	0
ZDBC pos. 1,0 %	3	0	CPPD pos. 0,25 %	8	0
DPG pos. 1,0 %	4	0	DPPD pos. 0,25 %	8	0

Thiuram-Mix 1% = je 0,25% TMTD, TMTM, TETD, PTD
Mercapto-Mix 2% = je 0,5% MBT, MMBT, MBTS, CBS
Carba-Mix 3% = je 1% ZDC, ZDBC, DPG
PPD-Mix 0,6% = 0,1% IPPD, 0,25% CPPD, 0,25% DPPD.
pos. = positiv
neg. = negativ
Einzelsubst. = Einzelstubstanzen

In 3 Fällen mit Typ-IV-Allergien gegen Akzeleratoren zeigten sich zusätzlich reproduzierbare positive Epikutan-Testungen auf 2 unterschiedliche Sorten gepuderter Latexhandschuhe und den darin verwendeten Handschuhpuder (original verpackt, ohne Handschuhkontakt). Diese Ergebnisse standen in guter Übereinstimmung mit anamnestischen Daten von Intoleranzreaktionen insbesondere gegenüber gepuderten Latexhandschuhen. Eine Abklärung mit der Testreihe für Desinfektions- und Konservierungsmittel, einschließlich Sorbin- und Benzoesäure sowie

Epichlorhydrin als mögliche Puderbestandteile erbrachte jedoch keine weiteren positiven Ergebnisse.

Entsprechend einzelner Literaturberichte [59, 66, 75, 78, 216] wurden bei je 2 unserer Patienten mit Handschuh-bedingtem allergischem Kontaktekzem positive Testresultate auf Material ungepuderter PVC-Handschuhe und auf akzeleratorfreie Latexmilch nachgewiesen. Bei einer Patientin mit allergischem Kontaktekzem auf den Regent® Biogel® Latexhandschuh (REGENT Hospitalprodukte, Mönchengladbach) zeigte sich eine deutlich positive (+++) Epikutan-Testreaktion sowohl auf Material des Handschuhs (Innenseite) als auch auf 0,1% Cetylpyridiniumchlorid in Wasser (Bestandteil der Innenbeschichtung des Regent Biogel® D [38]).

4.1.1.3
Zunahme der Typ-IV-Allergien

Unsere prospektive Studie ergab eine Prävalenz der Typ-IV-Allergien gegen Naturlatex-Handschuhe von 4,3% (116 Patienten) unter 2716 Patienten, die innerhalb der letzten 5 Jahre wegen eines allergischen Kontaktekzems in unserer Klinik untersucht wurden. In bezug auf 1-Jahres-Intervalle zeigte sich eine Prävalenzzunahme

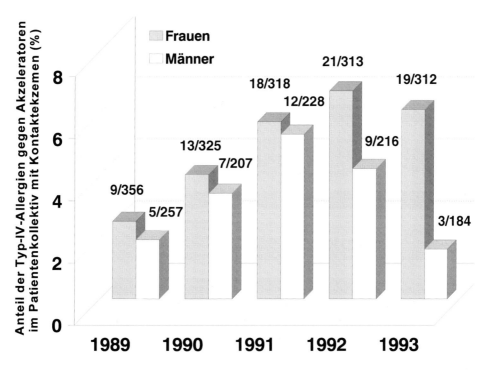

Abbildung 8: Prävalenzen von Typ-IV-Allergien gegen Akzeleratoren unter den Patienten mit allergischem Kontaktekzem in Erlangen 1989 – 1993

von 2,3% in 1989 auf 5,7% in 1992. 1993 hingegen deutete sich erstmalig eine rückläufige Tendenz mit 4,4% Anteil der Typ-IV-Latexhandschuhallergien unter den im gleichen Zeitraum diagnostizierten allergischen Kontaktekzemen sonstiger Genese an (*Abb. 8*, siehe „Ergänzende Aspekte nach 1995" im Anhang).

4.1.2
Untersuchungsergebnisse bei 171 Patienten mit Typ-I-Allergien gegen Naturlatex-Handschuhe

4.1.2.1
Eigenanamnestische Daten

Das Durchschnittsalter der 171 Patienten mit Typ-I-Allergien gegen Naturlatex-Handschuhe betrug 29,1 ± 8,9 Jahre (Bereich: 17 bis 63 Jahre), wobei 122 Frauen und 49 Männer mit einem Durchschnittsalter von 28,3 bzw. 31,9 Jahren berücksichtigt wurden. Die durchschnittlichen täglichen Handschuh-Tragezeiten betrugen 2,1 ± 2,3 Stunden (Bereich: 0,5 bis 8). Handschuhintoleranzen traten 5 Wochen bis 10 Jahre (durchschnittlich nach 3,3 ± 1,4 Jahren) nach Beginn des regelmäßigen Handschuhkontaktes auf (*Tab. 7*).
Unter Zugrundelegung der Klassifikation des Kontakturtikaria-Syndroms nach von Krogh und Maibach (*Tab. 1*) sowie zusätzlicher Erkenntnisse über die inhalative Auslösung einer Latexallergie [13–16] konnte der Schweregrad der zwischen 1989 und 1993 diagnostizierten Latexallergien wie folgt klassifiziert werden: Bei 97 Patienten bestand ein Stadium I, bei 8 ein Stadium II, bei 52 Patienten zeigte sich eine Mitbeteiligung der Schleimhäute (Rhinitis, Konjunktivitis, Asthma bronchiale) entsprechend einem Stadium III oder einer inhalativ ausgelösten Latexallergie, und bei 14 Patienten bestand anamnestisch ein intraoperativer Schock, der auf den Kontakt zu Naturlatex-Handschuhen zurückgeführt werden konnte.
104 (60,8%) der 171 Patienten mit Typ-I-Allergien gegen Naturlatex waren Atopiker (*Tab. 7*), wobei eine Rhinitis allergica von 79,8%, eine Konjunktivitis von 52,9%, eine Bronchitis oder Asthma bronchiale von 43,3% und Beugenekzeme von 21,2% der betroffenen Patienten angegeben wurden. In 25 (14,6%) weiteren Fällen wurden positive Prick-Teste auf eine Testreihe mit 16 inhalativen Antigenen (*Tab. 6*, Allergopharma, Reinbek) ohne anamnestische Hinweise für eine klinische Relevanz ermittelt.
Vorbestehende Handekzeme gaben 111 (64,9%) der 171 Patienten mit Typ-I-Allergien gegen Latexhandschuhe an (*Tab. 7*). Medizinische Berufe waren am häufigsten unter den Typ-I-Latexallergikern vertreten (bei 116 (67,8%) Patienten), gefolgt von hauswirtschaftlichen Berufen (17 Patienten, 9,9%) (*Tab. 7*).

4.1.2.2
Ergebnisse der Allergietestungen

166 (97,1%) der 171 Patienten mit einer Kontakturtikaria auf Naturlatex-Handschuhe zeigten eindeutig positive Prick-Testreaktionen (3+ oder 4+ nach Ring, Tab. 4) auf die hoch-ammoniakalische, akzeleratorfreie Latexmilch (REGENT Hospitalprodukte, Mönchengladbach) gegenüber nur 141 (82,5%) positiven Ergebnissen auf den wäßrigen Latexhandschuhextrakt. 5 (2,9%) der 171 Typ I-Allergiker reagierten ausschließlich auf den Handschuhextrakt. Bei 4 Patienten mit anamnestisch kombinierter Kontakturtikaria und Ekzem auf Naturlatex-Handschuhe zeigten sich negative Prick-Testresultate bei der 20 und 40 Minuten-Ablesung (Histaminkontrolle positiv), während nach 6 Stunden in allen Fällen eine eindeutig urtikarielle Reaktion und nach 24 Stunden eine Ekzemreaktion im Testareal zu verzeichnen waren. Der nachfolgend durchgeführte Scratch-chamber-Test mit positivem Ergebnis auf das eigene Handschuhmaterial (Ekzemreaktion nach 24 Stunden) unterstützte die Diagnose einer Proteindermatitis bei diesen 4 Patienten. In 4 weiteren Fällen einer Latexallergie wurden zusätzlich reproduzierbar positive Prick-Testreaktionen auf gepuderte Vinylhandschuhe und den von den jeweiligen Herstellern zur Verfügung gestellten Handschuhpuder nachgewiesen.
Bei 15 (8,8%) der 171 Patienten zeigten sich positive Scratch-Testresultate auf unterschiedliche Akzeleratoren (ZDC, ZDBC, MBT, TETD, TMTD, TMTM), für die jedoch nur in 4 Fällen (2x ZDC, 2x TMTD) eine klinische Relevanz bestand. Bei diesen Patienten trat erst nach kompletter Meidung sowohl von naturlatex- als auch thiuram- bzw. dithiocarbamathaltigen Schutzhandschuhen ein Sistieren der Arbeitsplatz-abhängigen Kontakturtikaria auf.

4.1.2.3
Zunahme der Typ-I-Allergien gegen Naturlatex

Zwischen Januar 1989 und Dezember 1993 wurde ein Gesamtkollektiv von 171 Patienten mit Typ-I-Allergien gegen Latex in unserer Klinik erfaßt. In Bezug auf 1-Jahres-Intervalle zeigte sich eine 8,4fache Zunahme von 8 Patienten 1989 auf 67 Patienten 1993 (Abb. 9). Dieser steigende Trend war im wesentlichen durch eine Zunahme von Latexallergien bei Frauen in medizinischen Berufen bedingt (Abb. 9, Tab. 7 und 8).
Während 1989/90 der überwiegende Anteil der Patienten ein Stadium I einer Latexallergie aufwies, zeigte sich 1992/93 ein besorgniserregender Trend zu den systemischen Formen, d.h. zu den Stadien II bis IV einer Latexallergie (Abb. 10, Tab. 10; siehe „Ergänzende Aspekte nach 1995" im Anhang).

4   Ergebnisse

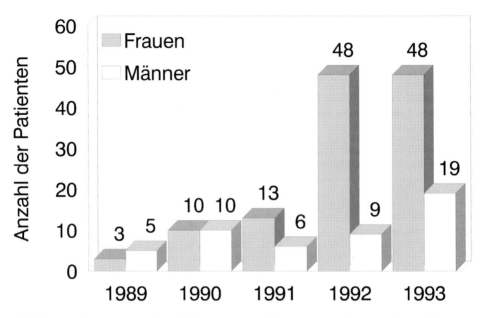

Abbildung 9: Zunahme der Typ-I-Allergien gegen Naturlatex in Erlangen 1989–1993

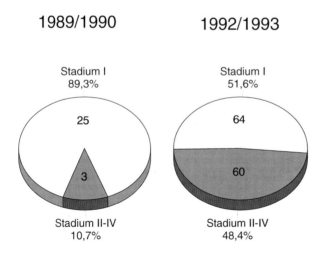

Abbildung 10: Schweregrad der klinischen Symptomatik von Typ-I-Allergien gegen Naturlatex in Erlangen 1989/90 und 1992/93

Stadium	1989	1990	1991	1992	1993
I	6	19	8	26	38
II	0	0	1	5	2
III	1	1	9	24	17
IV	1	0	1	2	10

Tabelle 10: Schweregrad der klinischen Symptomatik von Typ-I-Allergien gegen Naturlatex in Erlangen 1989 bis 1993

4.1.2.4
Ergebnisse des Latex-CAP-FEIA

Spezifische IgE-Antikörper gegen Naturlatex fanden sich bei 94 (71,8%) von 131 Patienten mit Typ-I-Allergie gegen Latex. Während ein positiver Latex-CAP-FEIA bei 44 (63,8%) von 69 Patienten mit Stadium I einer Latexallergie nachgewiesen wurde, war dies bei sechs (75,0%) von acht Patienten mit Stadium II, 32 (76,2%) von 42 Patienten mit Stadium III und bei zwölf (100%) von zwölf Patienten mit Stadium IV einer Latexallergie der Fall. Die anti-Latex-IgE-Konzentrationen in Abhängigkeit von dem klinischen Stadium der Latexallergie sind Tabelle 11 zu entnehmen.

Tabelle 11: Ergebnisse des Latex-CAP-FEIA bei 131 Patienten mit Typ-I-Allergie gegen Naturlatex

	Stadium I	Stadium II	Stadium III	Stadium IV	insgesamt
Anzahl der Patienten	69	8	42	12	131
Anzahl der Patienten mit positivem CAP-FEIA	44	6	32	12	94
Anteil der Patienten mit positivem CAP-FEIA (%)	63,8	75,0	76,2	100	71,76
Mittelwert der anti-Latex-IgE-Konzentration (kU/l)	4,75	5,83	9,55	23,90	8,90
Bereich der anti-Latex-IgE-Konzentration (kU/l)	0,37 – 48,8	0,37 – 16,2	0,65 – 55,6	1,64 – > 100	0,37 – > 100

4.1.2.5
Ergebnisse des Histamin-Release-Testes

Der Histamin-Release-Test mit den Testmaterialien I bis III ergab bei 42 (65,6%) der 64 Patienten mit einer Typ-I-Allergie gegen Latex positive Resultate auf mindestens eines der eingesetzten Allergene (*Tab. 12a, 12b und 13*). Die höchste Ansprechrate von insgesamt 62,5% konnte mit dem Latexlyophilisat (Testmaterial I) erzielt werden. Während die Sensitivität des Histamin-Release-Testes im Gesamtkollektiv der 64 Latexallergiker mit 65,6% (42 von 64 Patienten) derjenigen des Latex-CAP-FEIA entsprach, zeigten sich unterschiedliche Ansprechraten in den einzelnen Stadien der Latexallergie (*Tab. 13*). Allerdings sind diese Ergebnisse aufgrund der geringen Fallzahlen nur eingeschränkt verwertbar.

4 Ergebnisse

Tabelle 12a: Ergebnisse des Histamin-Release-Testes bei Patienten mit Typ-I-Allergie gegen Naturlatex (Stadium I und II)

Patient Nr.	Ergebnisse des Histamin-Release-Testes mit			CAP-FEIA gegen Latex (kU/l)
	lyophilisiertem Latexserum	20 mg Peha®-soft Latexhandschuh	20 mg Latexmembran	
Typ-I-Allergie gegen Naturlatex im Stadium I				
98	pos	pos	pos	48,8
77	pos	pos	pos	2,85
90	pos	pos	neg	3,44
73	pos	neg	pos	2,24
63	pos	neg	pos	0
62	pos	neg	pos	0
89	pos	neg	neg	0,37
57	pos	neg	neg	1,52
9	pos	neg	n.d.	0,46
53	pos	neg	pos	2,66
99	pos	neg	neg	0,39
96	neg	neg	neg	0
91	neg	neg	neg	1,27
83	neg	neg	neg	2,64
82	neg	neg	neg	0,39
75	neg	neg	neg	0
71	neg	neg	neg	1,11
67	neg	neg	neg	0
66	neg	neg	neg	0
59	neg	neg	neg	0
58	neg	neg	neg	1,27
39	neg	neg	neg	0
28	neg	neg	neg	0
10	neg	neg	neg	0
85	neg	neg	n.d.	0
56	neg	neg	neg	0,86
Typ-I-Allergie gegen Naturlatex im Stadium II				
20	pos	pos	pos	0
92	pos	pos	pos	3,5
55	pos	neg	neg	0
29	pos	neg	neg	0

pos = positiv
neg = negativ
n.d. = nicht bestimmt

Tabelle 12b: Ergebnisse des Histamin-Release-Testes bei Patienten mit Typ-I-Allergie gegen Naturlatex (Stadium III und IV)

Patient Nr.	Ergebnisse des Histamin-Release-Testes mit			CAP-FEIA gegen Latex (kU/l)
	lyophilisiertem Latexserum	20 mg Peha®-soft Latexhandschuh	20 mg Latex-membran	
Typ-I-Allergie gegen Naturlatex im Stadium III				
102	pos	pos	pos	2,09
100	pos	pos	pos	1,16
97	pos	pos	pos	22,5
95	pos	pos	pos	0,42
94	pos	pos	pos	1,15
70	pos	pos	pos	3,23
69	pos	pos	pos	55,6
64	pos	pos	pos	2,12
51	pos	pos	pos	0
50	pos	pos	pos	3,33
37	pos	pos	pos	22,2
36	pos	pos	pos	1,31
31	pos	pos	pos	7,35
30	pos	pos	pos	2,56
18	pos	pos	pos	21,4
8	pos	pos	pos	2,25
42	pos	pos	neg	2,44
65	pos	neg	pos	0
61	pos	neg	pos	20,6
19	pos	neg	neg	0
54	pos	neg	neg	0
76	pos	neg	pos	1,20
33	neg	pos	pos	4,1
68	neg	neg	neg	0
40	neg	neg	neg	0
26	neg	neg	neg	3,79
32	neg	neg	neg	14,6
101	neg	neg	pos	0
Typ-I-Allergie gegen Naturlatex im Stadium IV				
93	pos	pos	pos	11,0
23	pos	pos	pos	42,8
45	pos	neg	neg	62,3
80	neg	neg	neg	1,6
79	neg	neg	neg	2,2
87	neg	neg	neg	24,3

pos = positiv
neg = negativ

Tabelle 13: Positive Ergebnisse im Histamin-Release-Test (HRT-pos.) und im Latex-CAP-FEIA bei 64 Patienten mit Typ-I-Allergie gegen Naturlatex

Stadium der Latex-Allergie	Anzahl der Patienten insgesamt (100%)	HRT-pos. auf Testmaterial Nr. 1 (%)	HRT-pos. auf Testmaterial Nr. 2 (%)	HRT-pos. auf Testmaterial Nr.3 (%)	positiver HRT auf mindestens eine der drei Proben (%)	CAP-FEIA auf Latex pos. (%)
I	26	11 (42,3)	3 (11,5)	6 (23,1)	11 (42,3)	15 (57,7)
II	4	4 (100)	2 (50)	2 (50)	4 (100)	1 (25)
III	28	22 (78,6)	18 (64,3)	21 (75,0)	24 (85,7)	21 (75,0)
IV	6	3 (50,0)	2 (33,3)	2 (33,3)	3 (50)	6 (100,0)
I–IV	64	40 (62,5)	25 (39,1)	31 (48,4)	42 (65,6)	43 (67,2)

Testmaterial Nr.1: Lyophilisat aus Latexserum von hoch-ammoniakalischem Latex
Testmaterial Nr.2: Latexscheibchen aus Latexhandschuh Peha®-soft
Testmaterial Nr.3: Latexscheibchen einer Proteinkonzentration von 400 µg/g Latex (Bradford-Methode)

4.2 Studien zu Häufigkeiten und Risikofaktoren für eine Typ-I-Allergie gegen Naturlatex

4.2.1 Risikogruppe I: Prävalenz einer Typ-I-Allergie gegen Naturlatex bei Zahnmedizinstudenten des 2. bis 10. Semesters

4.2.1.1
Eigenanamnestische Daten

Bei 72 (35%) der 206 Zahnmedizinstudenten bestanden anamnestisch Erkrankungen des atopischen Formenkreises, wobei eine Rhinitis allergica am häufigsten (87,5%) angegeben wurde, gefolgt von Beugenekzemen (23,6%) und Asthma bronchiale allergicum (13,8%).
Elf (5,3%) der 206 Studenten hatten bereits vor Beginn des Studiums gelegentlich Kontakt zu Latexhandschuhen während mehrmonatiger beruflicher Tätigkeit in den Bereichen Zahntechnik, Medizin und Zahnmedizin (*Tab. 14*). Hierbei waren anamnestisch in keinem Fall Handschuhintoleranzen aufgetreten. Sieben (3,4%) Studenten gaben an, gelegentlich Kondome zu benutzen, die jeweils problemlos vertragen wurden. Bei den 110 Studenten der HS+-Gruppe (7. bis 10. Semester) bestand während des Semesters ein täglicher Latexhandschuhkontakt von durchschnittlich 2,5 ± 1,0 Stunden (Bereich: 1,0 bis 4,0 Stunden), insbesondere bei der Patientenbetreuung.
22 (10,7%) von 206 Studenten berichteten über eine im Verlauf des Studiums erstmalig aufgetretene Latexhandschuhunverträglichkeit (*Tab. 14*). Diese bestand in allen Fällen aus juckenden Erythemen an Hand- und Fingerrücken, die innerhalb

von einer Stunde nach Handschuhkontakt auftraten und häufig mit Quaddeln kombiniert waren. Bei einem Studenten traten zusätzlich Rhinorrhoe, Bronchitis und Atemnot beim Tragen sowohl gepuderter als auch ungepuderter Naturlatex-Handschuhe auf. In keinem Fall war eine Urticaria factitia nachweisbar. Zwölf (54,4%) dieser 22 Studenten konnten aufgrund anamnestischer Angaben als Atopiker eingestuft werden.

Tabelle 14: Risikofaktoren für eine Typ-I-Allergie gegen Naturlatex und Ergebnisse der In-vivo- und In-vitro-Untersuchungen bei 206 Zahnmedizinstudenten

	Gesamtkollektiv (n=206)	HS$^\ominus$-Gruppe, 2.–6. Semester (n=96)	HS$^\oplus$-Gruppe, 7.–10. Semester (n=110)	Studenten mit Typ-I-Allergie gegen Naturlatex (n=18)
atopische Erkrankungen	72 (35,0%)	33 (34,4%)	39 (35,5%)	16 (88,9%)
vorbestehende Handekzeme	16 (7,8%)	7 (7,3%)	9 (8,2%)	5 (27,8%)
Urticaria factitia	7 (3,4%)	3 (3,1%)	4 (3,6%)	0
Kontakt zu Latexhandschuhen vor Beginn des Studiums	11 (5,3%)	6 (6,3%)	5 (4,5%)	1 (5,6%)
Erstmanifestation einer Handschuhintoleranz während des Studiums	22 (10,7%)	3 (3,1%)	19 (17,3%)	16 (88,9%)
Positiver Prick-Test auf Biosorb®-Handschuhpuder mit fraglicher klinischer Relevanz	1 (0,5%)	0	1 (0,9%)	1 (5,6%)
Unklare Prick-Testreaktionen auf Latexmilchen (Stichreaktionen)	40 (19,4%)	11 (11,5%)	29 (26,4%)	0
Latex-RAST > 0,35 PRU*/l (Rastklasse > 0)	10 (4,9)	2 (2,1%)	8 (7,3%)	4 (22,2%)
Gesamt IgE > 150 U/ml	24 (11,6%)	10 (10,4%)	14 (12,7%)	7 (38,8%)
mittleres Gesamt IgE (U/ml)	83,3	85,0	110,3	254,1
SX1 (inhalative Allergene)	109 (52,9%)	45 (46,9%)	64 (58,1%)	17 (94,4%)

*Pharmacia RAST Unit

4 Ergebnisse

Tabelle 15: Ergebnisse der Prick-Testungen mit 5 Latexmilchen (LM) bei 18 Zahnmedizinstudenten mit Typ-I-Allergie gegen Naturlatex

Patient	LM 1	LM 2	LM 3	LM 4	LM 5	Histamin 1,7 mg/ml	NaCl 0,9 %
1	+	0	0	0	+	++	0
2	++++	++++	++++	++++	++++	+++	0
3	+	+	+	++	++	++	0
4	++	+	0	++	++	+++	0
5	++	++	0	++	+++	+++	0
6	+++	+++	+++	+++	++++	+++	0
7	+	+	+	+	++	+++	0
8	++++	+++	+++	+++	++++	+++	0
9	0	++	0	+	+++	++	0
10	+	+	+	+	+	++	0
11	0	+	+	0	++	+++	0
12	+	+	++	++	+++	++	0
13	0	0	+	+	+++	++	0
14	+++	++	0	+++	++	++++	0
15	++	0	++	+	+	++	0
16	+++	+	+	0	++	++	0
17	+	++	+	0	++	++	0
18	++	++	++	++	++++	+++	0

Latexmilchen: LM 1: B.Braun Melsungen AG, Melsungen
LM 2: Beiersdorf AG, Hamburg
LM 3: Paul Hartmann AG, Heidenheim
LM 4: Johnson & Johnson Medical GmbH, Norderstedt
LM 5: Regent Hospital Products, Mönchengladbach (hoch-ammoniakalisch, akzeleratorfrei)

4.2.1.2
Prick-Testergebnisse

18 (8,7%) der 206 Studenten (13 Männer, 5 Frauen) zeigten positive Prick-Testreaktionen auf zwei bis fünf unterschiedliche Latexmilchen (*Tab. 15*). Die Häufigkeiten klinisch relevanter Latexallergien innerhalb der HS+- und HS−-Gruppe sowie ihre semesterabhängigen Zunahmen sind der Tabelle 16 zu entnehmen. Bei Berechnung der Prävalenz einer Typ-I-Allergie gegen Naturlatex pro Semester ist zu beachten, daß nur 206 (46,5%) von insgesamt 443 Studenten des 2. bis 10. Semesters an dieser Studie teilgenommen hatten (*Tab. 16*). Geht man davon aus, daß hierdurch alle Studenten des 2. bis 10. Semesters mit einer Latexallergie erfaßt wurden, d.h. daß unter den Nichtgetesteten keine Handschuhallergien bestanden, so ergeben sich die in Tabelle 16 aufgeführten minimalen Prävalenzen. Bei Annahme einer eher unwahrscheinlichen Gleichverteilung der Latexallergiker unter getesteten und nichtgetesteten Studenten resultieren hingegen höhere Prävalenzen einer TypI-Allergie gegen Naturlatex (*Tab. 16*).

Tabelle 16: Prävalenz einer Typ-I-Allergie gegen Naturlatex bei Zahnmedizinstudenten des 2. bis 10. Semesters der Universität Erlangen-Nürnberg

Semester	Studenten pro Semester	getestete Studenten pro Semester	Anzahl positiver Prick-Testreaktionen auf Latex (% der pro Semester getesteten Studenten)*	Minimale Prävalenz positiver Prick-Testreaktionen auf Latex (% der Studenten pro Semester)	Anzahl klinisch relevanter Latexallergien (% der pro Semester getesteten Studenten)*	Minimale Prävalenz klinisch relevanter Latexallergien (% der Studenten pro Semester)
2	50	17	0	0	0	0
3	50	21	0	0	0	0
4	51	24	0	0	0	0
5	50	17	1 (5,8)	2,0	0	0
6	50	17	1 (5,8)	2,0	0	0
7	50	21	1 (4,8)	2,0	1 (4,8)	2,0
8	48	34	4 (11,8)	8,3	2 (5,9)	4,2
9	46	32	5 (15,6)	10,9	3 (9,4)	6,5
10	48	23	6 (26,1)	12,5	5 (21,7)	10,4
2 – 10	443	206 (46,5%)	18 (8,7)	4,1	11 (5,3)	2,5
7 – 10 (HS⊕)	192	110 (57,3%)	16 (14,5)	8,3	11 (10,0)	5,7
2 – 6 (HS⊖)	251	96 (38,2%)	2 (2,1)	0,8	0	0

*Entspricht der Prävalenz bei Gleichverteilung der Latexallergien unter den getesteten und nicht getesteten Studenten

Unklare Prick-Testreaktionen: 40 (19,4%) von 206 Zahnmedizinstudenten zeigten Prick-Testergebnisse auf unterschiedliche Latexmilchen, die aus einer Quaddel von ≤ 1 mm Durchmesser, kombiniert mit einem Begleiterythem von < 3 mm, bestanden und somit unterhalb der Kategorie „+" nach Ring (*Tab. 4*) einzuordnen sind. Für diese Reaktionen wurde die Bezeichnung „Stichreaktion" gewählt. Anamnestisch gaben 2 (5%) Studenten Intoleranzreaktionen gegenüber Latexhandschuhen an, so daß es sich in diesen Fällen möglicherweise um ein Initialstadium einer Typ-I-Allergie gegen Naturlatex handelt. Bei 42,5% (17 von 40 Studenten) lagen Erkrankungen des atopischen Formenkreises vor.

4.2.1.3
Laborresultate

Latex-RAST® (Radio-Allergo-Sorbent-Test): Spezifische IgE-Antikörper gegen Naturlatex wurden bei 10 (4,9%) der 206 Zahnmedizinstudenten nachgewiesen (*Tab. 14*). Während 4 (22,2%) der 18 Latexallergiker (2x RAST-Klasse 1; 2x RAST-Klasse 2) und 3 (7,5%) der 40 Studenten mit unklaren „Stichreaktionen" auf unterschiedliche Latexmilchen einen erhöhten Latex-RAST® aufwiesen, war dies nur bei 3 (2%) der übrigen 148 Studenten mit negativen Latex-Prick-Testresultaten der Fall.

Gesamt-IgE-Konzentration: Eine Gesamt-IgE-Konzentration > 150 U/ml zeigte sich bei 24 (11,6%) der 206 Zahnmedizinstudenten des Gesamtkollektives gegenüber 7 (38,8%) der 18 Typ-I-Latexallergiker (*Tab. 14*). Die durchschnittliche Gesamt-IgE-Konzentration bei Latexallergikern war mit 254 U/ml 1,8mal so hoch wie diejenige der Atopiker (144 U/ml).

Allergietest SX1 (Pharmacia, Freiburg): Dieser In-vitro-Test auf inhalative Allergene war bei 109 (52,9%) von 206 Studenten positiv (*Tab. 14*), wobei in 72 Fällen gleichzeitig Erkrankungen des atopischen Formenkreises angegeben wurden. Bei 17 der 18 Typ-I-Latexallergiker bestand ein positiver SX1-Test, der in 16 Fällen mit dem Vorliegen atopischer Erkrankungen kombiniert war.

4.2.2
Risikogruppe II: Prävalenz einer Typ-I-Allergie gegen Naturlatex bei 483 Patienten mit atopischer Diathese oder klinisch manifester Atopie

99 (20,5%) der 483 Patienten mit positiven Prick-Testreaktionen auf inhalative Antigene wiesen zusätzlich positive Prick-Testreaktionen auf eine hoch-ammoniakalische Latexmilch auf, für die in 45 Fällen eine klinische Relevanz (Kontakturtikaria-Syndrom Stadium I bis IV) bestand. Während 33 (14%) der 236 Patienten mit Rhinokonjunktivitis allergica und/oder Asthma bronchiale allergicum zusätz-

lich eine klinisch relevante Typ-I-Allergie gegen Naturlatex aufwiesen, war dies nur bei 12 (4,9%) der 247 Patienten mit positiven Prick-Testreaktionen auf inhalative Allergene (ohne klinische Relevanz) der Fall (*Tab. 17*).

Tabelle 17: Prävalenz einer Typ-I-Allergie gegen Naturlatex bei 483 Patienten mit atopischer Diathese oder klinisch manifester Atopie

Reaktionen auf Latex	Reaktionen auf inhalative Allergene (siehe Tab. 6)		
	positiver Prick-Test n = 483	positiver Prick-Test mit klinischer Relevanz n = 236	positiver Prick-Test ohne klinische Relevanz n = 247
positiver Prick-Test	99 (20,5 %)	60 (25,4 %)	39 (15,8 %)
positiver Prick-Test mit klinischer Relevanz	45 (9,3 %)	33 (14,0 %)	12 (4,9 %)
positiver Prick-Test ohne klinische Relevanz	54 (11,2 %)	27 (11,2 %)	27 (10,9 %)

4.2.3
Risikogruppe III: Prävalenz einer Typ-I-Allergie gegen Naturlatex bei 169 Medizinstudenten im Praktischen Jahr

Die Bestimmungen spezifischer IgE-Antikörper gegen Naturlatex (Latex-CAP-FEIA) ergaben bei 24 (14,2%) der 169 Studenten positive Ergebnisse mit einer durchschnittlichen IgE-Konzentration von 1,22 kU/l (Bereich: 0,37–6,56 kU/l). Während bei keinem der 96 Studenten mit negativem Allergietest SX1, d.h. fehlendem Hinweis für eine atopische Diathese, spezifische IgE-Antikörper gegen Naturlatex nachweisbar waren, bestanden bei 24 (32,9%) der 73 Studenten mit positivem SX1 gleichzeitig auch ein positiver Latex-CAP-FEIA (*Tab. 18*). Die durchschnittliche Konzentration des Gesamt-IgE betrug bei 96 SX1-negativen Studenten 21 U/ml gegenüber 117 U/ml bei 73 Allergietest SX1-positiven Studenten und 183 U/ml bei 24 Studenten mit spezifischen IgE-Antikörpern gegen Naturlatex.

Tabelle 18: Vorkommen spezifischer IgE-Antikörper gegen Naturlatex (CAP-FEIA) bei 169 Medizinstudenten im Praktischen Jahr

	Gesamtkollektiv (n = 169)	Studenten mit positivem SX1 (n = 73)	Studenten mit negativem SX1 (n = 96)
Studenten mit positivem CAP-FEIA auf Latex	24 (14,2 %)	24 (32,9 %)	0
Studenten mit negativem CAP-FEIA auf Latex	145 (85,8 %)	49 (67,1 %)	96 (100%)

SX1: Allergie-Test SX1 (Pharmacia, Freiburg) bestimmt nach der CAP-FEIA-Methode das Vorhandensein von spezifischen IgE-Antikörpern gegen ein Gemisch aus den 8 häufigsten Inhalativa (früher Phadiatop®, siehe 3.2.1.2)

4.2.4
Risikogruppe IV: Typ-I-Allergien gegen Naturlatex bei 16 Kindern mit Spina bifida und urologischen oder sonstigen Fehlbildungen

4.2.4.1
Patientendaten

Eigenanamnestisch konnten bei 15 der 16 Kinder Hinweise für eine Latexallergie ermittelt werden. In 8 Fällen waren intraoperativ anaphylaktische Schockreaktionen (ohne vorbestehende Hinweise auf eine Latexallergie bei 7 Kindern) aufgetreten, in einem Fall zeigte sich eine Bronchokonstriktion kombiniert mit einer generalisierten Urtikaria; bei 4 Kindern wurden wiederholt beim Aufblasen von Luftballons Nasenlaufen, Konjunktivitis, eine generalisierte Urtikaria mit Lidschwellungen sowie vereinzelt eine zusätzliche Atemnot beobachtet (*Tab. 19*). Umschriebene Erytheme mit Schwellungen und Juckreiz auf latexhaltige Blasenkatheter und Infusionssysteme waren die einzigen anamnestischen Hinweise für eine Latexallergie bei zwei weiteren Mädchen mit Spina bifida bzw. Blasenekstrophie.
Als potentielle Risikofaktoren für eine Typ-I-Allergie gegen Naturlatex wiesen 3 (18,8%) der 16 Kinder anamnestisch atopische Erkrankungen (Rhinitis allergica, Beugenekzeme) seit frühester Kindheit auf.

4.2.4.2
Prick-Testergebnisse

14 der 15 getesteten Kinder zeigten eine deutlich positive Prick-Testreaktion (++ bis ++++) auf die hoch-ammoniakalische Latexmilch, aber negative Testresultate auf Biosorb®-Handschuhpuder und die mitgetesteten Narkotika bzw. Muskelrelaxanzien (Atracuriumbesilat, Pancuroniumbromid, Vecuroniumbromid und Thiopental-Natrium). In keinem Fall kam es zu Test-bedingten Komplikationen. Bei einem 10 5/12 Jahre alten Mädchen mit Spina bifida und Zustand nach 4 Operationen fanden sich keine positiven Prick-Testresultate auf die vorgenannten Allergene (*Tab. 19*).

4.2.4.3
Latex- und Ethylenoxid-CAP-FEIA

Die Bestimmungen spezifischer IgE-Antikörper gegen Naturlatex mittels des kommerziell erhältlichen CAP-FEIA (Pharmacia, Freiburg) ergaben bei allen 16 Kindern positive Ergebnisse mit einer durchschnittlichen Konzentration an spezifischem IgE von 21,0 kU/l (Bereich: 0,5 bis > 100 kU/l). Während sich die niedrigste

Konzentration von 0,5 kU/l bei dem 10 5/12 Jahre alten Mädchen mit Spina bifida und bisher fehlenden Hinweisen auf eine Latexallergie fand, zeigte sich in den übrigen Fällen eine Korrelation zwischen der Konzentration an spezifischem IgE gegen Naturlatex und der Anzahl anamnestisch vorbestehender Operationen (*Tab. 19*). In keinem Fall wurde ein positiver Ethylenoxid-CAP-FEIA nachgewiesen.

4.2.4.4
Klinische Schweregrade der Latexallergie

Unter Berücksichtigung von Anamnese, Prick-Test- und Laborresultaten bestand bei zwei Kindern ein Stadium I, in 5 Fällen ein Stadium III (möglicherweise mit einer inhalativen Latexallergie kombiniert) und in 8 Fällen ein Stadium IV einer Latexallergie. Bei einem Mädchen mit Spina bifida handelte es sich wahrscheinlich um eine klinisch bisher latent verlaufene Latexallergie, deren Nachweis nur auf der Ermittlung spezifischer IgE-Antikörper beruhte (*Tab. 19*).

4.3
Ergebnisse der rhinomanometrischen und ganzkörperplethysmographischen Untersuchungen von 19 Latexallergikern mit Schleimhautsymptomatik

Bei 16 von 19 Patienten mit Typ-I-Allergie gegen Naturlatex zeigte sich eine Auslösung der Schleimhautsymptome (bzw. ein signifikanter rhinomanometrischer Flow-Abfall oder ein signifikanter Anstieg der Atemwegswiderstände) sowohl durch den Handschuh-Trageversuch als auch durch die inhalative Provokationstestung mit Naturlatex-haltigen Handschuhpuderpartikeln. In 3 weiteren Fällen waren diese Latex-bedingten Symptome ausschließlich inhalativ provozierbar, wobei eine Patientin nach dem Handschuh-Trageversuch zusätzlich einen nicht signifikanten Anstieg der Atemwegswiderstände (von 0,27 auf 0,4 kPa/l/s) entwickelte. Als häufigste Schleimhautsymptome wurden sowohl bei der kutan-hämatogenen als auch bei der inhalativen Latexexposition eine Rhinitis allergica bzw. ein signifikanter rhinomanometrischer Flow-Abfall (14 bzw. 17 Fälle) oder eine Konjunktivitis allergica (11 bzw. 9 Fälle) nachgewiesen. Eine bronchiale Obstruktion mit signifikantem Anstieg der Atemwegswiderstände (R_{tot} > 0,3 kPa/l/s, Verdopplung gegenüber dem Ausgangswert) und/oder klinisch eindeutigen Zeichen von Dyspnoe traten bei 8 Patienten während der inhalativen Latexexposition auf, während der Handschuh-Trageversuch in keinem Fall zu einer lungenfunktionsanalytisch signifikanten oder klinisch nachweisbaren Bronchialobstruktion führte (*Tab. 20*). Der Carbachol-Test zur Feststellung eines hyperreagiblen Bronchialsystems war insgesamt bei 11 von 15 untersuchten Patienten im Gesamtkollektiv bzw. bei 4 von 5 Patienten mit inhalativ ausgelöster bronchialer Obstruktion eindeutig positiv (*Tab. 20*).

4 Ergebnisse

Tabelle 19: Anamnestische Daten und Allergie-Testresultate mit hoch-ammoniakalischer Latexmilch bei 16 Kindern mit Spina bifida und urologischen oder sonstigen Fehlbildungen

Patient	Alter	Grunderkrankung	Anzahl OP	Anamnese	Latex-Prick-Test	Latex-CAP kU/l	Latex-CAP Klasse	Stadium der Latexallergie
1	10,4	Spina bifida, Arnold-Chiari-Mißbildung, Ventil-versorgter Hydrocephalus	4	kein Hinweis auf eine Allergie gegen Latex	0	0,5	1	0
2	12,3	Blasenekstrophie, Ureterabgangsstenose	5	generalisierte Urtikaria und Lidödem auf Luftballons, generalisierte Urtikaria und Atemnot bei Infusion	++	3,5	2	III
3	4,2	Kaudales Klippel-Feil-Syndrom, Hüftdysplasie bds., V.a. Sprengelsche Deformität, Testis mobilis	4	Z.n. intraoperativem anaphylaktischem Schock	+++	3,6	3	IV
4	1,5	Spina bifida, Blasenekstrophie, Kolonatresie, Anus praeter	4	lokalisiertes Erythem mit Juckreiz auf Katheter	++	3,8	3	I
5	8,6	Spina bifida	4	Z.n. intraoperativem anaphylaktischem Schock	++++	3,9	3	IV
6	5,5	Dysplasie der Urethra, Kryptorchismus	6	3mal intraoperative generalisierte Urtikaria und Atemnot, lokalisiertes Erythem mit Juckreiz auf Latexkatheter	+++	4,3	3	III
7	4,0	Blasenekstrophie, Paraplegie L3, subvalvuläre Aortenstenose, offener Ductus botalli	6	lokalisiertes Erythem mit Juckreiz auf Latexkatheter	++	5,1	3	I
8	6,0	Spina bifida	6	Z.n. intraoperativem anaphylaktischem Schock, Kontakturtikaria auf Luftballons	++++	5,7	2	IV
9	15,8	kongenitaler Nierenschaden mit praeterminaler Niereninsuffizienz	6	Urtikaria, Rhinitis allergica und Husten auf Luftballons	++++	7,8	3	III
10	4,8	Spina bifida	7	Z.n. intraoperativem anaphylaktischem Schock	++++	8,0	3	IV
11	5,0	Spina bifida	7	Z.n. intraoperativem anaphylaktischem Schock	++++	11,4	3	IV
12	3,3	Blasenekstrophie	5	Exitus letalis bei Z.n. intraoperativem anaphylaktischem Schock, vorher kein Hinweis auf Latexallergie	n.d.	14,3	3	IV

Tabelle 19: Fortsetzung

Patient	Alter	Grunderkrankung	Anzahl OP	Anamnese	Latex-Prick-Test	Latex-CAP kU/l	Klasse	Stadium der Latexallergie
13	5,4	Kraniopharyngeom, Hydrocephalus	8	Z.n. intraoperativem anaphylaktischem Schock	+++	42,8	4	IV
14	8,0	Blasenekstrophie	8	Rhinitis und Konjunktivitis allergica, generalisierte Urtikaria und Atemnot auf Luftballons	+++	45,3	4	III
15	8,2	Z.n. Analatresie, Kolondystrophien	7	Z.n. intraoperativer Bronchokonstriktion mit generalisierter Urtikaria	++	62,5	5	III
16	3,3	Spina bifida	7	Z.n. intraoperativem anaphylaktischem Schock, Luftballons o.B.	+++	>100	6	IV

bds. = beidseits   o.B. = ohne Befund   n.d. = nicht bestimmt   V.a. = Verdacht auf   Z.n. = Zustand nach

4 Ergebnisse

Tabelle 20: Rhinomanometrische und ganzkörperplethysmographische Ergebnisse nach kutaner und inhalativer Latex-Provokation von 19 Patienten mit Typ-I-Allergie gegen Naturlatex

Patient	Alter (Jahre)	Geschlecht	Handschuh-Trageversuch									Inhalative Provokation						
			Haut		Augen			nasal				pulmonal	Augen		nasal			pulmonal	carbachol	
			Sym.	Zeit (min)	Sym.	Zeit (min)	Sym.	Zeit[1] (min)	FL⊖ (%)	R_{tot} (kPa/l/s)	Sym.	Zeit (min)	Sym.	Zeit[1] (min)	FL⊖ (%)	R_{tot} (kPa/l/s)	mg	R_{tot} (kPa/l/s)
1	22	f	KU[2]	10	–	–	RH	75	57	../<0,3	AT[3]	4	RH[3]	4	82	../<0,3	0,6	0,1–0,28
2	23	f	KU	5	–	–	–	40	55	../<0,3	–	–	RH	5	n.t.	../<0,3	0,1	0,16–0,62
3	30	f	–	–	KO	120	RH	120	39	../<0,3	–	–	RH		82	0,15/0,35	0,1	0,15–0,44
4	24	f	KUG	10	–	–	–	–	–	0,27/0,41	–	–	RH		n.t.	../<0,3	0,1	0,44–0,84 DY
5	36	f	KU	15	KO	60	–	–	–	../<0,3	KO	60	RH	5	n.t.	../<0,3	0,1	0,21–1,05
6	32	m	–	–	–	–	RH	20	54	../<0,3	–	–	RH	20	80	../<0,3	0,4	0,19–0,44
7	30	f	KU	30	–	–	–	40	44	0,33/0,45	–	–	–	9	53	0,29/0,42	0,01	0,36–0,53 DY
8	21	f	KU	10	KO	15	RH	20	42	../<0,3	KO	2	RH	2	n.t.	0,16/0,29 DY[4]↑↑	n.t.	n.t.
9	29	f	KU	10	KO	180	RH	180	75	../<0,3	–	–	–	330	n.t.	../<0,3	0,01	0,25–0,50
10	33	f	KU	20	KO	180	RH	180	52	../<0,3	–	–	RH[9]		33	0,27/0,40 DY[9]	0,005	0,38–0,51 DY
11	29	f	KU[2]	–	–	–	–	–	–	../<0,3	–	–	–	–	<30	0,17/1,41 DY[5]	n.t.	n.t.
12	49	m	KU	10	KO	120	RH	100	34	../<0,3	KO	20	RH	20	89	../<0,3	0,6	0,09–0,18
13	32	f	–	–	–	–	RH	60	23	../<0,3	KO	15	RH	15	52	../<0,3	0,4	0,09–0,37
14	45	f	KUG	21	KO	120	RH	120	n.t.	0,23/0,32	–	–	RH	30	n.t.	0,30/0,61 DY[6]	0,2	0,23–0,42
15	43	f	KU[10]	7	KO	150	–	–	–	0,29/0,44	KO	420	–	–	0	0,27/1,05 DY[7]	n.t.	n.t.
16	26	f	KU	10	–	–	RH	80	45	../<0,3	KO	25	RH	10	46	0,23/0,35	0,4	0
17	25	f	KU	15	KO	90	RH	30	0	../<0,3	KO	10	RH	5	n.t.	../<0,3	0,1	0,27–1,39
18	23	f	–	–	KO	20	RH	60	51	0,27/0,40	–	–	RH	2	n.t.	0,30/0,57 DY	n.t.	n.t.
19	34	f	KU[2]	–	–	–	–	–	–	../<0,3	KO	8	–	29	55	DY[8]	0,1	0,16–0,90
Anzahl der Pat. mit Haut- od. Schleimhautsymptomen bzw. signifikantem FL⊖ oder R_{tot}-Anstieg			15		11		14			0	9		17			8	10	
Mittlere Dauer bis zum Auftreten der Symptome			13,3 min (n=13)		105,5 min (n=10)		80,4 min (n=14)			–	62,7 min 18,0 min[11]		34,7 min (n=14) 12,0 min[12] (n=13)			76,4 min (n=5) 13,0 min[12] (n=4)		

AT = Augentränen, DY = Dyspnoe, FL⊖ = Rhinomanometrischer Flow-Abfall, KO = Konjunktivitis, KU = Kontakturtikaria, KUG = generalisierte Kontakturtikaria, RH = Rhinitis, n.t. = nicht getestet, Sym. = Symptome, R_{tot} = Gesamtresistance
[1] Zeitpunkt des Beginns der Symptome, identisch mit dem Zeitpunkt der Flow-Messung
[2] nur an verletzter Haut
[3] vorzeitiger Abbruch der Exposition nach 4 min wegen der starken Symptomatik
[4,5,6,7,8] starke Dyspnoe nach 330, 15, 30, 5 bzw. 2 min
[9] wegen anaphylaktischem Schock in der Anamnese inhalative Exposition nur 3 min
[10] Pruritus: Pharynx und Gehörgang
[11] ohne Patient 15
[12] ohne Patient 9

Der durchschnittliche rhinomanometrische Flow-Abfall betrug bei 12 Patienten mit einer durch Naturlatex kutan-hämatogen ausgelösten Rhinitis allergica 47,6% (Median = 45 %) gegenüber 63,6% (Median = 53 %) bei 9 Patienten mit einer inhalativ durch Latex ausgelösten Rhinitis (Tab. 20).
Ein deutlicher Unterschied zeigte sich in der Länge des symptomfreien Intervalls zwischen dem Beginn der kutanen bzw. inhalativen Provokationstestung mit Naturlatex und dem ersten Auftreten der Schleimhautsymptome. Mit Ausnahme jeweils eines Patienten (Nr. 9 und 15) mit einer Rhinitis bzw. Konjunktivitis ca. 5,5 Stunden bzw. 7 Stunden nach erfolgter inhalativer Latexexposition traten bei den übrigen Patienten die Schleimhautsymptome im Rahmen der inhalativen Provokation deutlich früher als nach kutaner Exposition auf (symptomfreies Intervall nach kutaner Exposition 1,7- bis 6,7mal länger als nach inhalativer Exposition, Tab. 20).
Eine Kontakturtikaria während des Handschuh-Trageversuchs manifestierte sich bei 15 Latexallergikern (13mal lokalisiert im Bereich der Handrücken, zweimal generalisiert), hiervon in 13 Fällen nach durchschnittlich 13,3 Minuten (Tab. 20). Bei 3 Patienten mit nachgewiesener Typ-I-Allergie gegen Naturlatex traten während der Handschuhexposition nur isolierte Quaddeln im Bereich vorbestehender kleinerer Hautverletzungen (Erosionen) auf, in 3 weiteren Fällen ließen sich die anamnestischen Angaben einer Kontakturtikaria unter Latexhandschuhen im Rahmen unserer kutanen Expositionstestungen nicht verifizieren.

4.4
Untersuchungsergebnisse zur Optimierung der allergologischen Diagnostik von Allergien gegen Naturlatex-Handschuhe

4.4.1
Typ-I-Allergene

4.4.1.1
Ansprechraten unterschiedlicher Latexmilchen im Vergleich zu ausgehärtetem Naturlatex im Prick-Test

Die Auswertung der Prick-Testresultate von 75 Latexallergikern ergab eine um 16% bis 30,7% geringere Ansprechrate von ausgehärtetem, akzeleratorhaltigem Naturlatex (Naturkautschuklatex) im Vergleich zu 6 unterschiedlichen Latexmilchen (Tab. 21). Auf die hoch- und niedrig-ammoniakalischen Latexmilchen zeigten sich Ansprechraten von 77,3% bis 92%, dagegen nur 61,3% auf ausgehärtetes Latex. Lediglich 31(41,3%) der 75 Latexallergiker reagierten auf alle getesteten Latexmaterialien, während in 13 (17,3%) Fällen positive Prick-Teste auf 6 Testmedien, in 11 (14,7%) auf 5, in 10 (13,3%) auf 4, in 6 (8,0%) auf 3 und in 4(5,3%) Fällen auf 2 Latex-Testsubstanzen zu verzeichnen waren.

4 Ergebnisse

Tabelle 21: Prick-Testergebnisse auf unterschiedliche Latexmilchen und ausgehärtetes Naturlatex bei 75 Patienten mit einer Typ-I-Allergie gegen Latex

Latexmilch	Bezugsquelle	Anzahl der positiven Testreaktionen	Anteil der positiven Testreaktionen (%)
hoch-ammoniakalische Latexmilch weiß	Paul Hartmann AG Heidenheim	61	81,3
hoch-ammoniakalische Latexmilch braun	Paul Hartmann AG Heidenheim	61	81,3
ausgehärtetes Latex	Maser GmbH Herne	46	61,3
niedrig-ammoniakalische Latexmilch	Johnson & Johnson Norderstedt	58	77,3
niedrig-ammoniakalische Latexmilch	Beiersdorf AG Hamburg	58	77,3
hoch-ammoniakalische Latexmilch	B. Braun Melsungen AG Melsungen	63	84,0
hoch-ammoniakalische Latexmilch	Regent Hospitalprodukte Mönchengladbach	69	92,0

4.4.1.2
Prick-Testergebnisse mit einer hoch-ammoniakalischen Latexmilch im Vergleich zu wäßrigen Handschuhextrakten und kommerziellen Naturlatex-Extrakten

Die hoch-ammoniakalische Latexmilch erwies sich als das am besten geeignete Testmedium in der Diagnostik einer Latexallergie und ergab bei 40 (95,2%) von 42 Latexallergikern positive Prick-Testresultate. Im Vergleich hierzu zeigten nur 34 (81%) Patienten Soforttyp-Reaktionen auf den durch 24stündige Extraktion gewonnenen wäßrigen Naturlatex-Handschuhextrakt. Die kommerziellen Naturlatex-Extrakte (Maser GmbH Herne, Allergopharma Reinbek, Bencard Neuss) ergaben schlechtere Ansprechraten von 42,9% bis 75,0% (*Tab. 22, Abb. 11*).

Tabelle 22: Ergebnisse der Prick-Testungen mit Latexmilch, wäßrigen Handschuhextrakten und kommerziellen Naturlatex-Extrakten bei Patienten mit Typ-I-Allergie gegen Naturlatex in Abhängigkeit von dem Schweregrad (nach v. Krogh und Maibach) der Allergie

	Anzahl der positiven Reaktionen/Anzahl der getesteten Patienten				
	Stadium I	Stadium II	Stadium III	Stadium IV	insgesamt (%)
Latexmilch hoch-ammoniakalisch[1]	26/28	3/3	10/10	1/1	40/42 (95,2)
wäßriger Handschuhextrakt[2]	20/28	3/3	10/10	1/1	34/42 (81,0)
Latexextrakt Allergopharma	7/10	0/0	7/9	1/1	15/20 (75,0)
Latexextrakt Bencard	6/10	0/0	6/9	1/1	13/20 (65,0)
Latexextrakt Maser	12/28	2/4	4/10	n.d.	18/42 (42,9)

[1] von Regent Hospitalprodukte, Mönchengladbach zur Verfügung gestellt
[2] siehe Material und Methoden, 1 g Peha®-soft in 8 ml 0,9% NaCl 24 h bei 37°C extrahiert
n.d. = nicht bestimmt

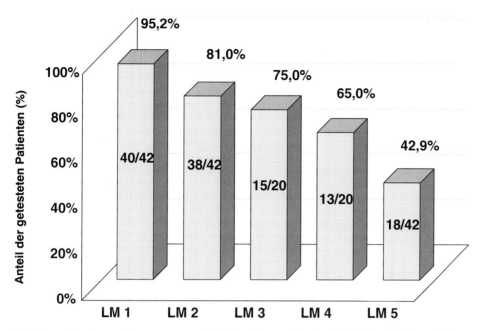

Abbildung 11: Ansprechraten unterschiedlicher Testmedien im Prick-Test bei Typ-I-Allergien gegen Naturlatex. LM1 = hoch-ammoniakalische Latexmilch, LM2 = wäßriger Handschuhextrakt, LM3 = Latexextrakt Allergopharma, LM4 = Latexextrakt Bencard, LM5 = Latexextrakt Maser

4.4.2
Typ-IV-Allergene

4.4.2.1
Ansprechraten von 0,25% und 1% Thiuramen im Epikutan-Test

Die Testergebnisse von 61 Patienten zeigten, daß positive Reaktionen häufiger bei 1% TMTD und 1% TMTM auftraten als bei den entsprechenden 0,25% Thiuramderivaten (*Tab. 23*). Bezogen auf TETD und DPTD konnten keine unterschiedlichen Ansprechraten festgestellt werden (*Tab. 23*). Bei 16,4% (10 von 61 Patienten) der Patienten mit positiver Epikutan-Testreaktion auf Thiuram-Mix (TM) fanden sich unter den Thiuram-Einzelsubstanzen ausschließlich positive Testergebnisse auf die 1% Derivate gegenüber nur 3,3% isoliert positiven Reaktionen auf die 0,25% Derivate (*Tab. 23*). Bei Anwendung der gemäß den Empfehlungen der DKG und ICDRG üblichen 0,25%-Testkonzentration der Thiuram-Einzelsubstanzen wären somit 16,4% der positiven Reaktionen auf TM als falsch-positiv interpretiert worden. Unter den 100 Kontrollpatienten mit fehlendem Hinweis auf eine Thiuram-Allergie zeigte sich in keinem Fall eine positive Reaktion mit den 1% Thiuram-Derivaten.

4 Ergebnisse

Tabelle 23: Positive Reaktionen auf 0,25%ige und 1,0%ige Thiurame im Epikutan-Test bei 61 Patienten mit Typ-IV-Allergien gegen Thiurame

	positive Reaktionen auf 0,25 und 1,0% in Vaseline		positive Reaktionen nur auf 0,25% in Vaseline		positive Reaktionen nur auf 1,0% in Vaseline	
	Patienten	%	Patienten	%	Patienten	%
TMTD	26	42,6	2	3,3	14	23,0
TETD	31	50,8	5	8,2	5	8,2
TMTM	29	47,5	4	6,6	12	19,7
PTD	6	9,8	11	18,0	11	18,0
Thiurame insgesamt	49	80,3	2	3,3	10	16,4

4.4.2.2
Ansprechraten von 3% Carba-Mix (ZDC, ZDBC, DPG) und 2% Carba-Mix (ZDC, ZDBC) im Epikutan-Test

Zwischen Januar 1991 und Dezember 1993 zeigte sich bei der allergologischen Abklärung von Patienten mit Verdacht auf ein Latexhandschuh- oder Gummistiefelbedingtes allergisches Kontaktekzem in 53 Fällen eine positive Reaktion auf den 3% Carba-Mix, die nur in 26 Fällen mit Epikutan-Testreaktionen auf die Einzelsubstanzen ZDC, ZDBC oder DPG kombiniert war (*Tab. 24*). Bei 3 Patienten fanden sich ausschließlich positive Ergebnisse auf ZDC oder ZDBC bei negativen Resultaten auf den 3% Carba-Mix. Der im o.a. Zeitraum bei allen Patienten ebenfalls epikutan getestete 2% Carba-Mix (ZDC, ZDBC) zeigte eine geringere Sensitivität als der 3% Carba-Mix in der Diagnose von Typ-IV-Allergien gegen Dithiocarbamate (*Abb. 12*) und ermittelte zusätzlich in 27,3% von 22 Patienten falsch-positive und in 44,8% (13 von 29 Patienten) falsch-negative Testergebnisse (*Tab. 24, Abb. 12*). Bezogen auf die Einzelsubstanzen war ZDC am häufigsten positiv, d.h. in 89,7% (26 von 29 Patienten) der Dithiocarbamatallergiker, gefolgt von ZDBC und DPG in je 17,2% (5 von 29 Patienten). Auf ZDMC und ZEPC, die nach Herstellerangaben deutlich seltener als die o.a. Akzeleratoren in Latexhandschuhen eingesetzt werden und nicht Bestandteil der vorgenannten Mixe sind, zeigten sich bei 9 (31%) bzw. 4 (13,8%) der 29 Dithiocarbamatallergiker zusätzlich positive Reaktionen.

Ergebnisse 4

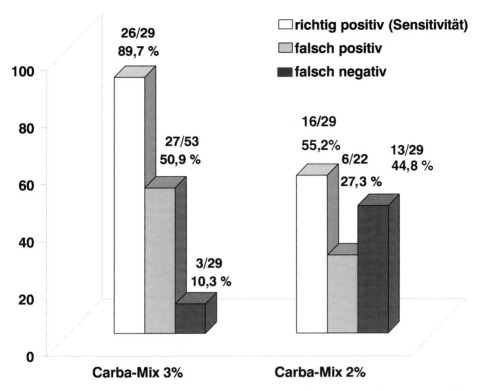

Abbildung 12: Sensitivität von 3% und 2% Carba-Mix in der Diagnostik von Typ-IV-Allergien gegen Dithiocarbamate

Tabelle 24: Ergebnisse der Epikutan-Testungen mit Carba-Mix 3 % (ZDC 1%, ZDBC 1%, DPG 1%) und Carba-Mix 2 % (ZCD 1%, ZDBC 1%)

	Einzelsubstanzen positiv	Einzelsubstanzen negativ	1% ZDC in Vaseline positiv	1% ZDBC in Vaseline positiv	1% DPG in Vaseline positiv
Carba-Mix 3% positiv	10	22	8	2	3
Carba-Mix 2% positiv	0	1	0	0	0
Carba-Mix 2% und 3% positiv	16	5	16	2	2
Carba-Mix 2% und 3% negativ	3	0	2	1	0
Summe	29	28	26	5	5

4.5
Untersuchungsergebnisse zur Frage der Kreuzreaktionen zwischen Naturlatex und bestimmten Früchten (Kiwi, Banane, Avocado, Pfirsich, Eßkastanie) bzw. Guttapercha

4.5.1
Ergebnisse der Prick-Testungen und Bestimmungen spezifischer IgE-Antikörper (CAP-FEIA) gegen Naturlatex und 5 Früchte

Patientenkollektiv I: Die Prick-Testungen bzw. Bestimmungen spezifischer IgE-Antikörper gegen Banane, Kiwi, Pfirsich, Avocado und Eßkastanie bei 44 Patienten mit einer klinisch und immunologisch gesicherten Typ-I-Allergie gegen Naturlatex ergaben in 35 (79,5%) bzw. 29 (65,9%) Fällen zusätzlich positive Ergebnisse auf mindestens eine der vorgenannten Früchte (*Tab. 25*). Bei 12 der Patienten mit positiven Prick-Testen auf Früchte bestand anamnestisch eine klinische Relevanz (Schleimhautödeme, Urtikaria, Durchfälle oder anaphylaktischer Schock). Während die meisten positiven Prick-Testreaktionen bei Banane (35 von 44 Patienten) auftraten, waren spezifische IgE-Antikörper am häufigsten gegen Avocado nachweisbar (25 von 44 Patienten, *Tab. 25*). Die Ansprechraten für Banane, Kiwi, Avocado und Eßkastanie lagen im Prick-Test mit Nativmaterial (Fruchtfleisch, Fruchtschale) um 21,9% bis 37,1% höher als im CAP-FEIA (*Tab. 25*). Bei 35 (79,5%) der 44 Latexallergiker zeigten sich zusätzlich positive Prick-Testresultate auf Birkenextrakt, die in 32 Fällen mit dem Nachweis spezifischer IgE-Antikörper kombiniert waren (*Tab. 25*).
Patientenkollektiv II: Bei den 30 Medizinstudenten mit fehlenden atopischen Erkrankungen und negativem Allergietest SX1 waren in keinem einzigen Fall spezifische IgE-Antikörper gegen Naturlatex oder die vorgenannten Früchte nachweisbar (*Tab. 26*). Demgegenüber zeigten sich bei 9 (30%) der 30 Medizinstudenten mit atopischen Erkrankungen spezifische IgE-Antikörper gegen Naturlatex und gegen durchschnittlich drei der o.a. Früchte. Bei allen Latexallergikern waren spezifische IgE-Antikörper gegen Avocado und gegen Birke nachweisbar (*Tab. 26*). Die durchschnittlichen Konzentrationen an spezifischem IgE sind der Tabelle 26 zu entnehmen.
Patientenkollektiv I und II: Unabhängig von dem Vorhandensein oder Fehlen atopischer Erkrankungen bestand im Gesamtkollektiv der 104 Probanden (60 Medizinstudenten und 44 Patienten) eine eindeutige Korrelation zwischen dem kombinierten Vorkommen spezifischer IgE-Antikörper gegen Latex und Birke (bei 42 (79,2%) von 53 Latexallergikern) sowie dem Auftreten spezifischer IgE-Antikörper gegen die vorgenannten Früchte. Bei 38 der 104 Probanden fanden sich spezifische IgE-Antikörper gegen o.a. Früchte, wobei in 37 Fällen gleichzeitig spezifische IgE-Antikörper gegen Birke und Latex nachweisbar waren (*Tab. 27*). Im Vergleich hierzu zeigten jeweils 10 Probanden mit isoliert positivem Birken-CAP-FEIA bzw. Latex-CAP-FEIA und 41

Tabelle 25: Untersuchungen zu möglichen Kreuzreaktionen zwischen Naturlatex und 5 Früchten bei 44 Patienten mit Typ-I-Allergie gegen Latex

	Latex	Banane	Kiwi	Pfirsich	Avocado	Eßkastanie	Birke
Patienten mit positivem Prick-Test	44	35	33	n.t.	32	26	35
% der untersuchten Latexallergiker	100	79,5	75,0		72,7	59,1	79,5
Patienten mit spezifischen IgE-Antikörpern	44	22	23	10	25	20	32
% der untersuchten Latexallergiker	100	50,0	52,3	22,7	56,8	45,5	72,7
Mittlere Konzentration des spezifischen IgE	7,6	1,4	1,7	2,3	2,2	2,6	16,7
(kU/l) Wertebereich	0,39 – 101	0,38 – 5,34	0,39 – 9,33	0,49 – 6,95	0,36 – 9,25	0,36 – 20,5	0,46 – 106
Anteil der Patienten mit spezifischem IgE unter den im Prick-Test positiven Patienten	100	62,9	69,7	-	78,1	76,9	91,4

n.t. = nicht getestet

Tabelle 26: Vorkommen spezifischer IgE-Antikörper gegen Naturlatex und 5 Früchte bei je 30 Medizinstudenten mit und ohne atopische Erkrankungen

	Spezifische IgE-Antikörper (CAP-FEIA) gegen						
	Naturlatex	Banane	Kiwi	Pfirsich	Avocado	Eßkastanie	Birke
PJ-Studenten mit atopischen Erkrankungen und positivem SX1 (n=30)	9 (30,0%)	5 (16,7%)	7 (23,3%)	3 (10,0%)	9 (30,0%)	7 (23,3%)	18 (60,0%)
PJ-Studenten mit atopischen Erkrankungen und positivem Latex-CAP-FEIA (n=9)	9	5	7	3	9	7	9
Mittlere Konzentration des spezifischen IgE	1,6	1,1	1,5	1,5	1,9	1,8	18,8
(kU/l) Wertebereich	0,45 – 6,6	0,39 – 3,59	0,39 – 4,94	0,50 – 3,47	0,38 – 9,25	0,35 – 7,82	0,70 – 101
PJ-Studenten ohne atopische Erkrankungen und mit negativem SX1 (n=30)	0	0	0	0	0	0	0

Probanden mit negativem Latex/Birken-CAP-FEIA keine spezifischen IgE-Antikörper gegen Banane, Kiwi, Pfirsich, Avocado oder Eßkastanie (*Tab. 27*).

Tabelle 27: Gemeinsames Vorkommen spezifischer IgE-Antikörper (CAP-FEIA) gegen Latex (*L*), Birke (*B*) und Früchte (*F*, Banane, Kiwi, Pfirsich, Avocado und Eßkastanie) bei 104 Patienten

	Patienten mit			
	L + B +	L + B –	L – B +	L – B –
Patienten mit F +	37	1	0	0
Patienten mit F –	5	10	10	41

4.5.2
Ergebnisse der Prick-Testungen mit Guttapercha bei 25 Patienten mit Typ-I-Allergie gegen Naturlatex

Bei 25 Patienten mit Typ-I-Allergie gegen Naturlatex, die zwischen Mai und Oktober 1993 in der Dermatologischen Universitätsklinik Erlangen untersucht wurden, zeigte sich in keinem Fall eine gleichzeitig positive Prick-Testreaktion auf Guttapercha (weder im nativen noch im Chloroform-gelösten Zustand). Aufgrund unserer Ergebnisse muß die Möglichkeit einer Kreuzreaktion zwischen diesen beiden chemisch und botanisch verwandten Polymeren und ihren Proteinen als sehr unwahrscheinlich eingestuft werden.

4.6
Untersuchungsergebnisse zu irritativen und allergologisch relevanten Handschuheigenschaften

4.6.1
Ergebnisse zu irritativen Eigenschaften medizinischer Einmalhandschuhe

4.6.1.1
Ergebnisse der Bestimmungen der pH-Werte in Handschuheluaten von 42 medizinischen Einmalhandschuhen

Der durchschnittliche pH-Wert in den Handschuheluaten von 22 gepuderten Naturlatex-, Kunstgummi- und Vinylhandschuhen betrug 8,12 (Bereich: pH 6,12 bis 10,40) gegenüber 5,99 in den Handschuheluaten der 20 ungepuderten Einmalhandschuhe (Bereich: pH 4,49 bis 6,80, *Tab. 28a*).

Ergebnisse 4

Tabelle 28a: pH-Werte wäßriger Extrakte von 42 medizinischen Einmalhandschuhen (siehe 3.6.1.1)

Handschuh	Hersteller/Vertrieb	Lot-Nr.	Material	Puder	pH-Wert
Einmal-HS	Dahlhausen	-	Vinyl	nein	4,49
Sempermed pf	Semperit	10C5TC15	Latex	nein	4,98
Biogel Op	Regent Hospitalpr.	89H07N6	Latex	nein	5,52
Peha-taft pf	Hartmann	2723797P	Latex	nein	5,64
Supra	Safeskin	01A5054A	Latex	nein	5,65
Absogel	Ampri	850309	Latex	nein	5,73
Triflex pf	Allegiance	-	Latex	nein	5,91
Manex pf	Beiersdorf	-	Latex	nein	6,01
Gentle Skin Anatom	Meditrade	30331212	Latex	nein	6,05
Biogel Neotech	Regent Hospitalpr.	8800060	Neoprene	nein	6,07
Gentle Skin	Meditrade	60109343	Latex	nein	6,11
Durafit	Safeskin	A41341169A	Latex	nein	6,13
Satin Plus	Safeskin	A5116E7372	Latex	nein	6,22
Sempermed Ultra	Semperit	VQ5B9	Latex	nein	6,22
Exam Glove	Safeskin	A5116E5610	Latex	nein	6,34
N-Dex	Best	66096	Nitril	nein	6,40
Safeskin ultra	Safeskin	-	Latex	nein	6,41
No Powder	Ansell	506802403	Latex	nein	6,52
Flexam pf	Allegiance	8876 Cat-Nr.	Latex	nein	6,67
NuTex	Ansell	506802203	Latex	nein	6,80
Mittelwert: 5,99				Median:	6,09
Duraprene	Allegiance	K5C016	Neopren	ja	6,12
SIE Latex	Sänger	-	Latex	ja	6,96
Sensicare	Maxxim	4F112R	Vinyl	ja	6,99
Gammex	Ansell	506802503	Latex	ja	7,22
Sensi Touch	Ansell	506802303	Latex	ja	7,25
Sempermed Derma	Semperit	VQ5D5	Latex	ja	7,25
Micro touch	Johnson&Johnson	137538	Latex	ja	7,39
Sempermed Senso	Semperit	UP5B1	Latex	ja	7,51
Conform steril	Ansell	506802603	Latex	ja	7,52
Sempermed Classic	Semperit	VQ5B9	Latex	ja	7,80
Neutralon	Johnson&Johnson	A-03254	Latex	ja	7,81
Maxxus	Johnson&Johnson	07431312	Latex	ja	8,29
Tru touch	Maxxim	-	PVC	ja	8,38
Elastyren	Thiele	-	SBR	ja	8,64
Peha taft	Hartmann	54504701	Latex	ja	8,65
Manusoft	Beese	940410	Latex	ja	8,72
DermaPrene	Ansell	504759503	Neoprene	ja	8,74
Touch N Tuff	Ansell Edmont	-	Nitril	ja	8,76
Triflex	Allegiance	-	Latex	ja	9,20
Reference	Meditrade	-	Latex	ja	9,26
Examination glove	Allegiance	8856	Latex	ja	9,78
No name	-	-	Kunstgum-mi	ja	10,40
Mittelwert: 8,12				Median:	8,05

4.6.1.2
Ergebnisse der Bestimmungen der pH-Werte auf gesunder und ekzematöser Haut nach Tragen von OP-Handschuhen

Bei 8 hautgesunden Probanden wurde ein durchschnittlicher Ausgangs-pH-Wert im Bereich des Metacarpophalangealgelenkes III dorsal von 5,48 ermittelt. Während sich direkt nach 30minütiger Exposition des gepuderten OP-Handschuhs aus Kunstgummi bei allen Probanden ein deutlicher Anstieg des durchschnittlichen pH-Wertes auf 8,31 bestimmen ließ, zeigte sich vor und nach Exposition des ungepuderten OP-Handschuhs keine wesentliche Änderung des pH-Wertes der Haut (*Tab. 28b*). Bei 11 Patienten mit gering oder mäßig ausgeprägtem subtoxisch-kumulativem Handekzem war ein ähnlicher Trend der Haut-pH-Werte nach Exposition des o.a. gepuderten und ungepuderten OP-Handschuhs aus Kunstgummi zu verzeichnen, wobei die ermittelten pH-Werte 2 Stunden und 4 Stunden nach Expositionsende im Vergleich zum Ausgangs-pH-Wert noch deutlich erhöht waren (*Tab. 28c*). Entgegen den ursprünglichen Erwartungen zeigte sich auf der ekzematösen Haut kein stärkerer pH-Wert-Anstieg als bei den hautgesunden Probanden (*Tab. 28b, c*). Die Mittelwerte der Kontrollmeßpunkte am distalen Unterarm blieben zu den o.a. Meßzeitpunkten nach Handschuhexposition im Vergleich zum Ausgangs-pH-Wert sowohl auf hautgesunder als auch auf ekzematös veränderter Haut konstant.

4.6.1.3
Ergebnisse der Bestimmungen der pH-Werte auf ekzematöser Haut nach Tragen eines gepuderten OP-Handschuhs (pH 10,4) und Entfernung der Puderreste mit bidestilliertem Wasser

Unmittelbar nach 30minütiger Exposition des gepuderten OP-Handschuhs und anschließend gründlichem Abwaschen der exponierten Hand mit Aqua bidestillata sowie nachfolgender Lufttrocknung der Haut zeigte sich bei 5 Probanden mit subtoxisch-kumulativem Handekzem ein im Vergleich zum Ausgangs-pH-Wert deutlicher Anstieg der durchschnittlichen pH-Werte von 6,1 auf 7,7 (Metacarpophalangealgelenk III dorsal) bzw. von 5,7 auf 7,1 (Handgelenk dorsal). Zwei Stunden nach Handschuhexposition und Abwaschen der Puderreste waren die durchschnittlichen Haut-pH-Werte an den o.a. Meßpunkten im Vergleich zu den Ausgangs-pH-Werten immer noch deutlich erhöht (durchschnittlicher pH-Wert 2 Stunden nach Handschuhexposition: 6,8; *Tab. 28d*).

Tabelle 28b: Veränderungen des pH-Wertes auf gesunder Haut (Metacarpophalangealgelenk III dorsal) beim Tragen (30 min) eines gepuderten (pH 10,4) und eines ungepuderten (pH 6,1) OP-Handschuhs aus Kunstgummi (siehe 3.6.1.2)

	Veränderungen des Haut-pH durch Exposition mit einem gepuderten OP-Handschuh					Veränderungen des Haut-pH durch Exposition mit einem ungepuderten OP-Handschuh				
Patient	Hand	vor Expos.	direkt nach Expos.	2 h nach Expos.	4 h nach Expos.	Hand	vor Expos.	direkt nach Expos.	2 h nach Expos.	4 h nach Expos.
1	rechts	4,8	7,3	6,4	6,1	links	4,7	5,5	4,9	5,3
2	rechts	6,5	7,9	5,9	6,1	links	6,0	5,8	5,1	5,5
3	links	5,9	8,7	8,0	6,7	rechts	5,8	5,8	5,6	5,4
4	links	5,7	8,3	7,2	5,6	rechts	5,4	5,4	5,0	5,3
5	links	5,6	8,9	8,6	8,2	rechts	5,8	6,0	5,9	5,8
6	links	5,2	8,6	7,2	6,5	rechts	5,9	5,7	5,5	5,4
7	links	5,6	9,2	8,4	6,9	rechts	5,6	5,6	5,2	5,4
8	rechts	4,5	7,6	5,7	5,4	links	4,5	5,8	4,9	4,9
Mittelwert		5,48	8,31	7,18	6,44		5,46	5,70	5,26	5,38
Median		5,6	8,45	7,2	6,3		5,7	5,75	5,15	5,4
Standardabw.		0,59	0,62	1,04	0,82		0,53	0,18	0,34	0,23
Variationsk. (%)		10,8	7,5	14,5	12,8		9,7	3,2	6,5	4,3
Maximum		6,5	9,2	8,6	8,2		6,0	6,0	5,9	5,8
Minimum		4,5	7,3	5,7	5,4		4,5	5,4	4,9	4,9

4 Ergebnisse

Tabelle 28c: Veränderungen des pH-Wertes auf ekzematös veränderter Haut (Metacarpophalangealgelenk III dorsal) beim Tragen (30 min) eines gepuderten (pH 10,4) und eines ungepuderten (pH 6,1) OP-Handschuhs aus Kunstgummi (siehe 3.6.1.2)

	Veränderungen des Haut-pH durch Exposition mit einem gepuderten OP-Handschuh					Veränderungen des Haut-pH durch Exposition mit einem ungepuderten OP-Handschuh					
Patient	Hand	vor Expos.	direkt nach Expos.	2 h nach Expos.	4 h nach Expos.		Hand	vor Expos.	direkt nach Expos.	2 h nach Expos.	4 h nach Expos.
9	links	4,7	6,9	5,9	5,4		rechts	4,9	5,1	4,8	4,9
10	links	4,5	9,3	7,6	7,4		rechts	4,8	5,6	4,8	4,9
11	rechts	4,6	6,1	5,3	4,6		links	4,4	5,0	4,7	4,4
12	links	5,6	8,0	7,3	7,3		rechts	5,7	5,6	5,5	5,6
13	rechts	6,6	8,3	7,6	6,7		links	6,5	5,8	5,8	5,8
14	rechts	5,6	7,7	6,7	6,7		links	5,4	5,9	5,6	5,5
15	rechts	4,4	5,6	4,8	4,8		links	4,3	4,9	4,5	4,6
16	links	5,2	7,6	5,4	4,8		rechts	5,8	5,4	4,8	4,8
17	rechts	6,7	8,5	7,5	6,4		links	6,2	5,8	5,4	5,3
18	rechts	4,3	7,6	6,2	5,7		links	4,4	5,0	4,7	4,7
19	rechts	6,2	8,1	7,3	6,6		links	6,5	6,1	6,0	6,1
Mittelwert		5,28	7,61	6,51	6,04			5,35	5,47	5,15	5,15
Median		5,0	7,7	6,7	6,4			5,4	5,6	4,8	4,9
Standardabw.		0,89	1,02	0,99	0,97			0,80	0,40	0,50	0,52
Variationsk. (%)		16,8	13,3	15,2	16,1			15,0	7,3	9,7	10,1
Maximum		6,7	9,3	7,6	7,4			6,5	6,1	6,0	6,1
Minimum		4,3	5,6	4,8	4,6			4,3	4,9	4,5	4,4

Tabelle 28d: pH-Mittelwerte auf ekzematöser Haut von 5 Probanden vor und nach Exposition eines gepuderten OP-Handschuhs aus Kunstgummi und Entfernung der Puderreste von der Haut mit bidestilliertem Wasser (siehe 3.6.1.3)

Meßpunkt	pH-Mittelwerte vor Exposition (Wertebereich)	pH-Mittelwerte nach Exposition und Abwaschen der Haut (Wertebereich)	pH-Mittelwerte 2 h nach Exposition und Abwaschen der Haut (Wertebereich)
Handgelenk dorsal	5,7 (5,1 – 6,3)	7,1 (6,5 – 8,1)	6,4 (5,2 – 7,3)
Metacarpophalangealgelenk III dorsal	6,1 (5,7 – 6,5)	7,4 (7,4 – 8,0)	6,8 (5,1 – 7,5)

4.6.2
Ergebnisse zu allergologisch relevanten Parametern medizinischer Einmalhandschuhe

4.6.2.1
Proteinkonzentrationen in 23 Naturlatex-Handschuhen unterschiedlicher Hersteller

Die Untersuchung von 23 Naturlatex-Handschuhen unterschiedlicher Hersteller ergab unter Anwendung der Methode nach Bradford [26] Konzentrationen an extrahierbaren Proteinen in Höhe von 3,4 µg/g Handschuh bis 457,1 µg/g Handschuh (Mittelwert: 105 µg/g Handschuh, *Tab. 29*). Während die durchschnittliche Konzentration an extrahierbaren Proteinen aus 14 gepuderten Latexhandschuhen 134,7 µg/g Handschuh betrug, lag sie in 9 ungepuderten Latexhandschuhen mit durchschnittlich 58,7 µg/Handschuh um das 2,3fache niedriger (*Tab. 29*).

4.6.2.2
Ergebnisse der Prick-Testungen mit Handschuhmaterial aus Naturlatex vor und nach wäßriger Extraktion

Bei 33 Patienten mit Typ-I-Allergie gegen Naturlatex und vorbestehenden positiven Prick-Testreaktionen auf unbehandeltes Peha®-soft-Latexhandschuhmaterial zeigten sich in allen Fällen ebenfalls positive Resultate auf die wäßrigen Handschuhextrakte (1 und 24 Stunden Extraktion, *Tab. 30*). Dagegen wiesen reproduzierbar nur 20 (60,6%) der 33 Patienten eine Soforttyp-Reaktion auf das Handschuhmaterial nach 1 Stunde Extraktion und nur 10 (30,3%) auf das Handschuhmaterial nach 24 Stunden Extraktion auf. In den meisten Fällen waren auf das extrahierte Handschuhmaterial schwächere Reaktionen zu verzeichnen als auf die entsprechenden Extrakte.

4 Ergebnisse

Tabelle 29: Proteingehalte in Extrakten aus 23 Naturlatex-Handschuhen

Extrakt	Gewicht	Gesamtprotein (µg/Handschuhpaar)	Proteinkonzentration (µg/g Handschuh)	gepudert
E1	14,8	50	3,4	nein
E2	19,4	78	4,0	nein
E3	20,8	135	6,5	nein
E4	21,2	277	13,1	nein
E5	14,2	391	27,5	ja
E6	18,2	512	28,1	ja
E7	18,6	727	39,1	ja
E8	20,0	949	47,5	nein
E9	20,8	1132	54,4	ja
E10	21,8	1204	55,2	ja
E11	21,7	1531	70,6	ja
E12	15,5	1203	77,6	nein
E13	13,4	1269	94,7	ja
E14	21,5	2135	99,3	ja
E15	22,8	2375	104,2	ja
E16	28,3	3455	122,1	nein
E17	21,7	2744	126,5	nein
E18	23,3	2973	127,6	nein
E19	22,1	3169	143,4	ja
E20	21,3	3830	179,8	ja
E21	14,9	2682	180,0	ja
E22	16,4	5786	352,8	ja
E23	11,3	5165	457,1	ja

Die Handschuhe wurden mit Tris-Puffer pH 8,2 extrahiert. Die Proteinmessung erfolgte nach der Bradford-Methode mit Ovalbumin (aus Hühnerei) als Standard.

Tabelle 30: Prick-Testergebnisse mit Peha®-soft-Latexhandschuhen vor und nach Extraktion mit 0,9% Kochsalzlösung

Patient	Geschlecht	Handschuh ohne Extraktion	Handschuh nach 1 h Extraktion	1 h-Extraktion	Handschuh nach 24 h Extraktion	24 h-Extraktion
1	m	++++	++	++++	0	+++
2	f	+++	0	++	0	++
3	f	+++	+	+++	+	+++
4	f	++	+	++	0	++
5	f	+++	++	++	++	++++
6	f	+++	+	+++	+	++++
7	f	++++	++	++	0	++
8	f	+++	0	++	0	+++
9	f	+++	+	+++	0	+++
10	m	+++	+	+++	++	++++
11	m	++	++	+++	++	++++
12	m	+++	0	++	0	++
13	f	+++	+	+	0	++++
14	f	+++	0	+++	0	++++
15	f	++	+	+++	+	+++
16	f	+++	++	++++	+	++++
17	f	+++	+	+++	0	++++
18	f	++	0	++	0	+
19	f	+++	0	++	+	+++
20	f	++	0	++	0	+++
21	f	+++	+	++++	0	++++
22	m	++	0	++	0	++
23	m	+++	0	++++	0	++++
24	m	+++	++	+++	0	+++
25	f	++	+	+	+	++
26	f	+++	0	+++	0	+++
27	f	+++	0	++++	0	++++
28	f	++	0	+++	0	++++
29	f	+++	++	++++	0	++++
30	f	+++	0	++	0	++
31	f	++	+	+	0	++
32	f	+++	++	+++	++	+++
33	m	+++	+	++	0	++
positive Reaktionen		33	20	33	10	33

4.6.2.3
Allergologische Eigenschaften von Naturlatex-Membranen nach unterschiedlichen Extraktionen

Die Bestimmungen der Konzentrationen von extrahierbarem Restprotein aus 13 unterschiedlich vorbehandelten Naturlatex-Membranen ergaben < 35 bis 400 µg/g Latex bzw. 3 bis 1185 µg/g Latex nach Anwendung der Bradford- bzw. LEAP-Methode (*Tab. 31*). Die Divergenz der nach den beiden Methoden bestimmten Absolutwerte der Proteinkonzentrationen oberhalb von 100 µg/g Latex um den Faktor 1,9 bis 3,4 (bei Einhaltung einer sich etwa entsprechenden Rangfolge innerhalb der 13 Latexmembranen) wurde auch beim Vergleich anderer Methoden zur Proteinbestimmung beobachtet; ursächlich für die divergenten Ergebnisse sind unterschiedliche Ansprechfaktoren der einzelnen Proteine und bestimmte, mit den Messungen interferierende Additiva in Latexmaterialien [18, 132].

Insgesamt konnte mit Aqua bidestillata durch alleinige Steigerung der Extraktionszeiten von 1 auf 15 Minuten (bei 50°C) eine Verminderung des extrahierbaren Proteins um mindestens 91% bzw. 98% (nach Bradford bzw. LEAP) erzielt werden (*Tab. 31*). Die Anwendung einer dreiminütigen Chlorinierung im Anschluß an eine zweiminütige Extraktion mit Aqua bidestillata (bei 50°C) erwies sich deutlich effektiver als die alleinige wäßrige Extraktion mit Aqua bidestillata oder mit 0,85% NaCl-Lösung bei Zugrundelegung sich entsprechender Gesamtzeiten der Extraktion (*Tab. 31*).

Die Ansprechraten im Prick-Test (47,4% bis 92,1%) sowie die mittlere Reaktionsstärke (mittlerer Quaddeldurchmesser: 1,3 bis 4,2 mm) bei 38 Patienten mit einer Typ-I-Allergie gegen Naturlatex korrelierten eindeutig mit den Konzentrationen extrahierbaren Proteins (Korrelationskoeffizient 0,88) (*Tab. 32*). Eine maximale Reduzierung der Ansprechraten im Prick-Test um 37–45% wurde gemäß den Ergebnissen der LEAP-Methode erst bei einer Verminderung der Konzentration des extrahierbaren Proteins um den Faktor 100 (von 1185 auf < 10 µg/g Latex) erreicht (*Tab. 32*). Entsprechend den Ergebnissen unter 4.4.1.1 reagierten nur 7 (18,4%) der 38 Latexallergiker auf alle 13 Naturlatex-Membranen, während in den übrigen Fällen positive Ergebnisse nur auf 3 bis 12 der Proben (d.h. durchschnittlich auf 10 Naturlatex-Membranen) zu verzeichnen waren.

Bei 29 (76,3%) der 38 Latexallergiker zeigten sich positive Prick-Testreaktionen auf inhalative Allergene, die in 27 Fällen mit dem klinischen Korrelat einer Rhinitis allergica kombiniert waren.

Latex-CAP-FEIA: Spezifische IgE-Antikörper gegen Naturlatex wurden bei 26 (76,5%) von 34 Latexallergikern nachgewiesen (durchschnittlicher Latex-CAP-FEIA: 5,9 kU/l), d.h. bei 14 (70%) von 20 Patienten mit Stadium I gegenüber 10 (83,3%) von 12 Patienten im Stadium III einer Latexallergie.

Tabelle 31: Konzentrationen extrahierbarer Proteine in 13 Naturlatex-Membranen nach unterschiedlicher Vorbehandlung

Latex-membran Nr.	Proteinreduzierende Behandlung der Latexmembranen		Extrahierbares Latexprotein (µg/g Latex)	
	Extraktionszeit mit bidestilliertem Wasser bei 50°C (min)	zusätzliche Behandlungen	Bradford	LEAP
1	–	–	400	1185
2	1	–	265	728
3	2	–	200	480
4	3,5	–	230	447
5	5	–	155	529
6	7	–	85	69
7	13	–	50	50
8	15	–	< 35	24
9	960	–	< 35	3
10	2	bid. Wasser, 1 h, 100°C	< 35	7
11	15	0,85% NaCl, 3 h, 35°C	< 35	4
12	2	Chlorinierung	< 35	28
13	2	Blindchlorinierung	< 35	33

LEAP: Latex ELISA for Antigenic Proteins

Chlorinierung: 1. Eintauchen in 0,3% wäßrige Chlorlösung (pH 1,0, 3 min, 24°C)
                2. Auswaschen mit bidestilliertem Wasser (2x 1 min)
                3. Neutralisation mit 0,59 M Ammoniak (ph 11,4, 1 min)
                4. Auswaschen mit bidestilliertem Wasser (1 min)

Blindchlorinierung: 1. Eintauchen in 0,07 M NaCl in wäßriger HCl (pH 1,0, 3 min, 24°C)
                       2. – 4. wie bei der Chlorinierung

Tabelle 32: Ergebnisse der Prick-Testungen in Abhängigkeit von der Konzentration extrahierbarer Latexproteine bei 38 Patienten mit Typ-I-Allergie gegen Naturlatex

Latex-membran Nr.	Extrahierbares Latexprotein (µg/g Latex)		Ergebnisse der Prick-Testungen	
	Bradford (% des höchsten Wertes)	LEAP (% des höchsten Wertes)	Anzahl der positven Reaktionen (%)	mittlerer Quaddeldurchmesser (mm)
1	400 (100)	1185 (100)	35 (92,1)	4,2
2	265 (66,3)	728 (61,4)	34 (89,5)	4,3
3	200 (50,0)	480 (40,5)	29 (76,3)	3,3
4	230 (57,5)	447 (37,7)	34 (89,5)	4,1
5	155 (38,8)	529 (44,6)	31 (81,6)	3,9
6	85 (21,3)	69 (5,8)	29 (76,3)	2,9
7	50 (12,5)	50 (4,2)	27 (71,1)	3,0
8	< 35 (< 8,8)	24 (2,0)	32 (84,2)	2,6
9	< 35 (< 8,8)	3 (0,3)	20 (52,6)	2,0
10	< 35 (< 8,8)	7 (0,6)	18 (47,4)	1,3
11	< 35 (< 8,8)	4 (0,3)	21 (55,3)	1,6
12	< 35 (< 8,8)	28 (2,4)	25 (65,8)	1,8
13	< 35 (< 8,8)	33 (2,8)	28 (73,7)	2,1

LEAP: Latex ELISA for Antigenic Proteins

4.7
Studienergebnisse zur Rehabilitation von 67 Patienten mit Typ-I-Allergie gegen Naturlatex

Unter Bezugnahme auf unseren Fragebogen zur Rehabilitation von 67 Patienten mit Typ-I-Allergie gegen Naturlatex entstammten 55 (82,1%) Patienten medizinischen Berufen, 5 (7,5%) waren in hauswirtschaftlichen Berufen tätig, 3 (4,5%) in der Biologie und je 1 Patient (1,5%) kam aus den Fachbereichen der Philologie, Chemie bzw. aus dem Baugewerbe oder der Post.
Der tägliche Latexhandschuh-Kontakt betrug > 4 Stunden in 15 (22,4%) Fällen, 1–4 Stunden in 28 (41,8%) und < 1 Stunde pro Tag in 24 (35,8%) Fällen. Die anamnestisch hiermit im Zusammenhang aufgetretenen Intoleranzreaktionen umfaßten bei allen Patienten eine lokalisierte Kontakturtikaria im Bereich der Hände, die in 38 (56,7%) Fällen mit einer Rhinitis allergica und/oder Konjunktivitis allergica kombiniert war; bei 28 (41,8%) Patienten traten anamnestisch zusätzlich im Zusammenhang mit Naturlatex-Handschuhen asthmatische Beschwerden auf. Nach Diagnosestellung einer Typ-I-Allergie gegen Naturlatex wurden allen Patienten latexfreie Einmal- bzw. OP-Handschuhe zur Verfügung gestellt und in 11 Fällen zusätzlich das gesamte Arbeitsumfeld mit latexfreien Handschuhen ausgerüstet (*Tab. 33*).

Tabelle 33: Ergebnisse der Rehabilitationsmaßnahmen bei 67 Patienten mit Typ-I-Allergie gegen Naturlatex

	Stadium der Latexallergie							
	I	I i	II	III	III i	IV	IV i	Σ Pat.
Untersuchte Patienten	28	1	1	18	15	1	3	67
REHA-Maßnahmen am Arbeitsplatz								
Beibehaltung des Arbeitsplatzes ohne die Benutzung von Latexhandschuhen	19	0	0	9	7	1	1	37
Versetzung an einen latexfreien bzw. latexreduzierten Arbeitsplatz	5	0	1	4	3	0	0	13
Konsequenzen der REHA-Maßnahmen am Arbeitsplatz								
Symptomfrei nach REHA-Maßnahme	23	0	0	6	1	1	0	31
Fortbestehen der Schleimhautreaktionen nach REHA-Maßnahme	1	0	1	7	9	0	1	19
sonstige Maßnahmen								
Mehrmonatige Arbeitsunfähigkeit wegen Latexallergie	0	1	0	1	2	0	1	5
Weiterbildung im erlernten Beruf	2	0	0	1	0	0	0	3
Umschulung in einen anderen Beruf	0	0	0	2	0	0	0	2
Berufsaufgabe aus nicht latexbedingten Gründen	2	0	0	1	3	0	1	7

Eine innerbetriebliche Umsetzung an einen latexreduzierten bzw. latexfreien Arbeitsplatz (z.B. vom OP-Bereich auf eine Krankenstation) erfolgte als weitere Rehabilitationsmaßnahme bei 13 (19,4%) Patienten (*Tab. 33*). 7 (10,4%) der 67 Patienten gaben unabhängig von der Latexallergie ihren Beruf dauerhaft oder vorübergehend, z.B. wegen Aufnahme eines Erziehungsurlaubes oder Antritt der Rente, auf, und 3 weitere Patienten begannen eine Weiterbildung zur Ausbildungsschwester bzw. führten eine berufliche Umschulung (2 Patientinnen) durch (*Tab. 33*). In 5 Fällen bedingte die Latexallergie aufgrund fortbestehender Arbeitsplatz-bezogener Schleimhautsymptome eine mehrmonatige Arbeitsunfähigkeit. Nach konsequenter Anwendung der o.a. Arbeitsschutz- und Rehabilitationsmaßnahmen zeigte sich bei den übrigen 50 im ursprünglichen Beruf verbliebenen Patienten ein Sistieren der Kontakturtikaria und eine deutliche Besserung bzw. Rückbildung der Schleimhautsymptome. Eine komplette Beschwerdefreiheit konnte hierdurch bei 23 (95,8%) der 24 Patienten mit Stadium I gegenüber nur 8 (32,0%) der 25 Patienten mit Stadium III und IV einer Typ-I-Allergie gegen Latex erzielt werden. In den übrigen Fällen persistierten die Schleimhautsymptome in geringer oder mäßiger Ausprägung (*Tab. 33*). Insbesondere Patienten mit einer nachgewiesenen kombinierten kutan-hämatogenen und inhalativ ausgelösten Latexallergie hatten eine schlechte Prognose bei Fortsetzung ihrer ursprünglichen beruflichen Tätigkeit, und nur 1 von 11 Patienten wurde trotz konsequenter Meidung von Latexhandschuhen und Umrüstung der Station auf latexfreie Schutzhandschuhe (in 3 Fällen) in der Folge beschwerdefrei (*Tab. 33*). Anamnestisch waren bei allen Patienten mit persistierenden Schleimhautsymptomen atopische Erkrankungen bekannt.

5
Diskussion

Die zunehmende Bedeutung von Allergien gegen Naturlatex-Handschuhe, speziell in medizinischen Berufen, erfordert aus prophylaktischer und therapeutischer Sicht nicht nur eine detaillierte Kenntnis der auslösenden Allergene und eine Optimierung der Diagnostik, sondern auch die Definition des Risikopatienten und die Charakterisierung relevanter Eigenschaften eines allergenarmen Handschuhs. Die Untersuchungsergebnisse im Rahmen der vorliegenden Studie sollten hierzu einen Beitrag leisten.

5.1
Allergologische Abklärung

5.1.1
Typ-IV-Allergien

5.1.1.1
Allergenhäufigkeiten

Die als Akzeleratoren eingesetzten Thiurame wurden in der vorliegenden prospektiven Studie (1989 bis 1993) und in Übereinstimmung mit weiteren internationalen Untersuchungen [28, 41, 66, 124, 184, 192, 194] als die allergologisch potentesten Typ-IV-Allergene in Latexhandschuhen bestätigt. Bei 93 (80,2%) von 116 Patienten waren sie ursächlich für das allergische Kontaktekzem gegen Latexhandschuhe verantwortlich, während Dithiocarbamate nur in 24 (20,7%) und Mercaptobenzothiazole in 17 (14,7%) Fällen als Auslöser ermittelt wurden. Unter Berücksichtigung einer zumindest gleich häufigen Anwendung von Dithiocarbamaten und Thiuramen als Akzeleratoren in Latexhandschuhen sollte daher aus allergologischer Sicht zukünftig auf den Einsatz von Thiuramen verzichtet werden.
Als seltene Auslöser allergischer Kontaktekzeme gegen medizinische Einmalhandschuhe konnten wir entsprechend einzelner Literaturberichte bei 3 unserer Patienten eine Typ-IV-Allergie gegen Handschuhpuder (bzw. gegen dessen nicht deklarierte Bestandteile, [75, 145]) und in 2 Fällen gegen PVC-Handschuhmaterial [59,66,78] nachweisen. Da bei diesen Patienten (wie auch in den vorliegenden Fällen) gleichzeitig Typ-IV-Allergien gegen allergologisch relevante Inhaltsstoffe von Latexhandschuhen vorliegen können, besteht die Gefahr, diese seltenen Allergenquellen zu übersehen und daher ungeeignete therapeutische Alternativen zu wählen. Hieraus können unter Umständen sogar wegen Persistenz der Handekzeme Berufsunfähigkeiten resultieren.

Diskussion 5

In Übereinstimmung mit den Befunden der kürzlichen Erstbeschreibung einer Typ-IV-Allergie gegen Latex [216] konnten wir bei 2 weiteren Patienten reproduzierbar positive Epikutan-Testreaktionen auf Material des am Arbeitsplatz benutzten Latexhandschuhs sowie auf eine Latexmilch, bei gleichzeitig negativen Ergebnissen auf den Testblock für Gummiinhaltsstoffe, nachweisen. Bei kritischer Interpretation dieser Ergebnisse ist jedoch zu berücksichtigen, daß isoliert positive Epikutan-Testreaktionen auf Handschuhmaterial oder auf bestimmte Latexmilchen durch seltene, im Routine-Testprogramm bisher nicht erfaßte Additiva (z.B. ZDMC [223], bestimmte Amine [104], Lowinox 44S36 [167], Formaldehyd [107]) verursacht werden können. Die Diagnose einer wirklichen Typ-IV-Allergie gegen Latex darf sich daher unseres Erachtens nur auf die Ermittlung einer positiven Epikutan-Testreaktion mit einer frisch-gezapften Latexmilch vor Zugabe unterschiedlicher, z.B. zur Konservierung eingesetzter, Additiva stützen. Diese Voraussetzung war jedoch bei keinem der o.a. Patienten erfüllt.

5.1.1.2
Probleme und Optimierung der Allergietestung

In unserer prospektiven Studie von 116 Patienten mit Typ-IV-Allergien gegen Latexhandschuhe erwiesen sich der Thiuram-Mix und der PPD (black rubber)-Mix mit einer Sensitivität von 93,5% bzw. 100,0% (Spezifität: 87,0% bzw. 100%) entsprechend anderen Studien [28, 41, 46, 90, 108, 124, 170] als geeignete diagnostische Marker in der deutschen und europäischen Standardreihe der häufigsten Kontaktallergene. Im Gegensatz hierzu und in Übereinstimmung mit den Ergebnissen internationaler Untersuchungen [4, 90, 124, 135] zeigten der 2% Mercapto-Mix und der 3% Carba-Mix im Epikutan-Test eine deutlich geringere Sensitivität von 70,6% bzw. 87,5% (Spezifität: 100% bzw. 80,4%). Die Ursache dieser geringeren Sensitivität des 2% Mercapto-Mix liegt wahrscheinlich in seiner chemischen Instabilität begründet. So konnten Hansson et al. [85] mittels HPLC-Analysen zeigen, daß zwischen den Einzelsubstanzen des 2% Mercapto-Mix in Vaseline (je 0,5% MBT, MMBT, MBTS, CBS) innerhalb von 3 Wochen bei Raumtemperatur chemische Umsetzungen stattfanden, wobei MBTS gegenüber der Ausgangskonzentration auf 240% anstieg und die übrigen 3 Mix-Komponenten auf 25–30% der ursprünglichen Ausgangskonzentrationen abfielen (*Abb. 13*). Durch Anwesenheit von schwefelwasserstoffhaltigem Glutathion und Cystein in den Zellen der menschlichen Haut wird MBTS wahrscheinlich aber wieder zu MBT reduziert [85], das unter dieser Voraussetzung den Hauptanteil der Typ-IV-Allergien gegen Mercaptobenzothiazole bedingen würde. Eine Optimierung der Diagnostik von Typ-IV-Allergien gegen den Mercapto-Mix und dessen 4 Einzelkomponenten könnte daher wahrscheinlich nur durch die Anwesenheit von Chemikalien mit SH-Gruppenschutz erreicht werden.

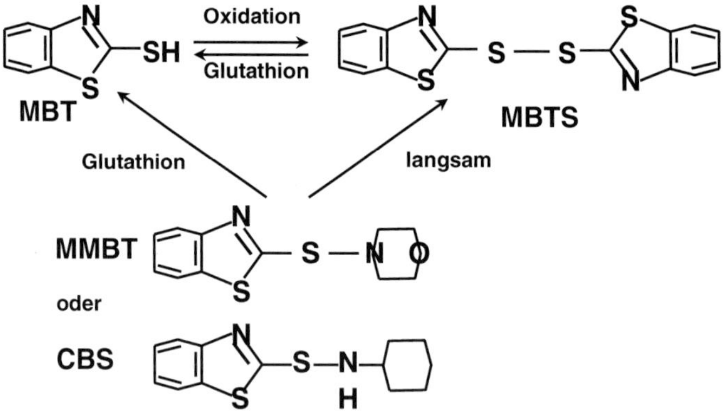

5 Diskussion

Abbildung 13: Reduktive und oxidative Umwandlung der Mercaptobenzothiazole [85]

Der 3% Carba-Mix zeigte in der vorliegenden Studie entsprechend der internationalen Literatur [4, 90, 124, 135, 164] falsch-positive Epikutan-Testreaktionen in 27 (51%) von 53 Fällen. Diphenylguanidin wurde wiederholt als Ursache dieser häufig falsch-positiven Epikutan-Testreaktionen angeschuldigt [4, 124], was nach unseren Untersuchungen jedoch nur teilweise zutrifft. Der um Diphenylguanidin verminderte 2% Carba-Mix führte immer noch in 27,3% der Fälle zu falsch-positiven Epikutan-Testreaktionen und erwies sich sogar in 44,8% als falsch-negativ (3% Carba-Mix: in 10,3% falsch-negativ). Als Ursache dieser „falsch-positiven" Epikutan-Testreaktionen auf die Carba-Mixe sind in erster Linie irritative Effekte der Dithiocarbamate zu diskutieren [4, 90, 124, 135, 164). Kreuzreaktionen zu bestimmten, bisher in der Epikutan-Testung unberücksichtigten Aminen (Dimethylamin, Diethylamin, Dibutylamin, Piperidin), die als Abbauprodukte der sehr weit verbreiteten Dithiocarbamate und als Bestandteile mancher Latexhandschuhe nachgewiesen wurden [104], kommen als weitere Ursache dieser „falsch-positiven" Ergebnisse in Frage. Eine Ergänzung der aktuellen deutschen Testreihe für Gummiinhaltsstoffe durch die o.a. Amine (1% in Vaseline) erscheint daher zur weiteren Klärung und zur Optimierung der Diagnostik Latexhandschuh-bedingter Typ-IV-Allergien sinnvoll.

Unter Bezugnahme auf die Einzelsubstanzen der Gummi-Mixe zeigten sich unter den Dithiocarbamaten die mit Abstand häufigsten richtig-positiven Epikutan-Testreaktionen auf ZDC (89,7% von 29 Patienten, *Tab. 24*), so daß ZDC als neuer Marker für Typ-IV-Allergien gegen Dithiocarbamate zur Aufnahme in die deutsche und europäische Standardreihe der häufigsten Kontaktallergene vorgeschlagen wird. Eine Erweiterung der bisherigen Testreihe für Gummiinhaltsstoffe um die in Latexhandschuhen eingesetzten Akzeleratoren ZDMC und ZEPC ([104, 223], Ansprechraten von 31% bzw. 13,8% bei 29 Dithiocarbamatallergikern) erscheint aufgrund unserer Ergebnisse ebenfalls sinnvoll.

Zur Optimierung der Diagnostik von Typ-IV-Allergien gegen unterschiedliche Thiuram-Einzelsubstanzen sollten die bisherigen Testkonzentrationen von 0,25 % auf 1,0 % erhöht werden, da 16,4 % unserer 61 Thiuramallergiker im Epikutan-Test ausschließlich auf die 1 % Derivate positiv reagierten. Unter Beibehaltung der bisher in der DKG und ICDRG üblichen Testkonzentrationen von 0,25 % wären die positiven Reaktionen auf den Thiuram-Mix in diesen Fällen als „falsch-positiv" interpretiert worden.

Die Epikutan-Testung von Latexhandschuhmaterial führte bei der Untersuchung unserer 116 Patienten und in Übereinstimmung mit internationalen Studien [111] zu insgesamt geringeren Ansprechraten (81,9 %) als die kommerziellen Testsubstanzen (u.a. Akzeleratoren) und zeigte auch seltener positive Ergebnisse als die Handschuh-Trageversuche. Eine wesentliche Ursache hierfür liegt wahrscheinlich in den deutlich höheren Allergenkonzentrationen der Testsubstanzen im Vergleich zu Handschuhmaterial [111] begründet. Zusätzlich ist zu berücksichtigen, daß die häufig in medizinischen Berufen vorliegende defekte Barrierefunktion der Haut an den Händen (z.B. infolge häufiger Anwendung von Desinfektionsmitteln [10, 84, 152, 180]) gegenüber der intakten Haut der Testareale am Rücken eine Allergenpenetration fördert, wodurch bessere Ansprechraten im Handschuh-Trageversuch als in der Epikutan-Testung von Handschuhmaterial resultieren können.

Grundsätzlich sollte dennoch bei klinischem Verdacht eines Latexhandschuh-bedingten allergischen Kontaktekzems eine Materialprobe des Handschuhs im Epikutan-Test erfaßt werden, da ansonsten Typ-IV-Allergien gegen seltene, im Routine-Testprogramm nicht vorkommende, Handschuhinhaltsstoffe übersehen werden (Cetylpyridiniumchlorid als desinfizierender Bestandteil des Regent® Biogel® D-Handschuhs bei einem unserer Patienten [38], Irgalite Orange F2G [101], 4,4-Dithiodimorpholin [211], Methylcyclohexyldimethylphenol [46] u.a. [59, 145, 223]).

5.1.2
Typ-I-Allergien

5.1.2.1
Allergene

Der 1989 von Light und Dennis [51, 134] erstmalig beschriebene und sequenzierte Rubber elongation factor, REF (14 kD-Protein) wurde kürzlich von Czuppon, Baur et al. [14, 47, 48] als Bestandteil von Latexmilch, Handschuhextrakten und Handschuhpuder nachgewiesen und wird von diesen Autoren als Hauptauslöser der Typ-I-Allergie gegen Naturlatex angenommen. Kritiker dieser These [155] sehen ein wesentliches Gegenargument in dem bei zahlreichen Latexallergikern durch Immunoblotting-Untersuchungen wiederholt ermittelten Spektrum spezifischer IgE-Antikörper gegen eine Vielzahl von Latexproteinen (MG zwischen 2 und 200 kD [1, 2, 19, 40, 81, 98, 195, 210]), die nicht in allen Fällen das 14 kD-Protein einschlossen. Das im Rahmen der vorliegenden Studie bei mehreren Kollektiven von Latexallergikern nachgewiesene interindividuell stark divergente Ansprechen im Prick-Test auf unterschiedliche Latexmilchen und Latexhandschuhextrakte, das auch von anderen Autoren bestätigt wurde [43, 198, 204, 212], spricht ebenfalls eher gegen die Annahme nur eines ätiopathogenetisch relevanten Hauptallergens im Naturlatex.

Kontroverse Meinungen bestehen nach wie vor auch über die Existenz einer Typ-I-Allergie gegen das aus Maisstärke hergestellte Handschuhpuder [7, 19, 61, 69, 98, 137, 142, 176, 205]. In Übereinstimmung mit anderen Autoren [61, 176] konnten wir bei 4 unserer Latexallergiker eindeutig positive Prick-Teste auf gepuderte Vinylhandschuhe und das von den jeweiligen Herstellern zur Verfügung gestellte Handschuhpuder nachweisen. Das Auftreten einer Kontakturtikaria während der sich anschließenden Trageversuche mit gepuderten Vinylhandschuhen (bei gleichzeitigem Ausschluß einer Urticaria factitia) bestätigte in allen Fällen die klinische Relevanz dieser Prick-Testreaktionen. Im Rahmen unserer bisher nicht publizierten SDS-Gelelektrophoretischen Auftrennungen unterschiedlicher (original verpackter) Handschuhpuder mit anschließenden Immunoblotting-Untersuchungen konnten wir bei 2 dieser 4 Patienten spezifische IgE-Antikörper gegen ein 26 und 28 kD-Protein in unterschiedlichen Handschuhpudern und in Maismehl nachweisen, wobei es sich wahrscheinlich um Maisproteine handelt. Aufgrund dieser Ergebnisse sollte Handschuhpuder als wahrscheinlich seltener Auslöser bei der allergologischen Abklärung einer Typ-I-Allergie gegen Naturlatex-Handschuhe berücksichtigt werden.

Die Bedeutung positiver Prick- bzw. Scratch-Testreaktionen auf Akzeleratoren der Thiuram-, Dithiocarbamat- und Benzothiazolreihe bei 15 (8,8%) unserer 171 Patienten mit einer Latexhandschuh-bedingten Kontakturtikaria ist bisher unklar. Wenngleich in 4 Fällen eine eindeutige klinische Relevanz dieser positiven Testreaktionen auf ZDC und TMTD ermittelt werden konnte, so bleibt durch prospektive Untersuchungen weiter abzuklären, ob es sich in diesen und ähnlichen Fällen [20, 69, 89, 90, 92, 124] um eine immunologische oder nicht-immunologische Kontakturtikaria handelt.

Ethylenoxid, das nach Literaturberichten vereinzelt als Auslöser einer Typ-I-Allergie gegen Latexhandschuhe zu berücksichtigen ist [74, 146], war bei keinem unserer diesbezüglich untersuchten 171 Patienten ursächlich für die immunologische Kontakturtikaria verantwortlich.

5.1.2.2
Allergietestung

Die zur Abklärung einer Typ-I-Allergie gegen Naturlatex verwendeten Testmedien und die Interpretationen der Prick-Testresultate unterliegen derzeitig noch keiner

Tabelle 34: Prävalenzen einer Typ-I-Allergie gegen Naturlatex in Risikokollektiven

Autoren	Patientenkollektive	positive Prick-Testreaktionen	klinische Relevanz	Testlösung	Kriterien für eine einfach positive Prick-Testreaktion (+)
Heese et al. [91]	206 Zahnmedizinstudenten der Universität Erlangen	18 (8,7%)	11 (5,3%)	5 unterschiedliche Latexmilchen (unverdünnt)	3 mm Quaddel und 3-5 mm Erythem
	110 Studenten mit Handschuhkontakt	16 (14,5%)	11 (10,0%)		
	96 Studenten ohne Handschuhkontakt	2 (2,1%)	0		
Lagier et al. [118]	197 OP-Schwestern	21 (10,7%)	19 (9,6%)	kommerzielle Latex-Testlösung	mittlerer Quaddeldurchmesser = 1/2 der Codeinquaddel (9% Codeinphosphat)
Arellano et al. [6]	101 Anästhesisten, Radiologen, Chirurgen	10 (9,9 %)	5 (5,0%)	kommerzielle Latex-Testlösung	Quaddel und Erythem 5 mm größer als die negative Kontrolle
Tarlo et al. [191]	64 Arbeiter einer Handschuhfabrik	7 (10,9%)	6 (9,4%)	unverdünnte Latexmilch	Quaddel 2 mm größer als die negative Kontrolle sowie periuricarielles Erythem
Turjanmaa [197]	512 Krankenhausangestellte	15 (2,9%)	14 (2,7%)	Handschuhextrakte (0,9% NaCl), sowie Handschuhmaterial nach Extraktion mit 0,9% NaCl	Erythem und Quaddel = 1/2 einer Histaminlösung (3 mg/ml)
	54 Chirurgen	4 (7,4%)			
	71 OP-Schwestern	4 (5,6%)			
	108 Ärzte	7 (6,5%)			
Beaudouin et al. [17]	907 Krankenhausangestellte (inklusive 51 Büroangestellte)	24 (2,65%)	?	kolloidale Latexsuspension	
Wrangsjö et al. [215]	202 Probanden (56 OP-Personal, 146 Angestellte in zahnmedizinischem Zentrum)	4 (2,0%)	4 (2,0%) davon 2 Fälle fraglich	kommerzielle Latex-Testlösung, Latexserum, Kofferdamextrakt Handschuhextrakt (Triflex®)	mittlerer Quaddeldurchmesser = 1/2 der Codeinquaddel (9% Codeinphosphat) +++ = mittlerer Durchmesser einer Histaminquaddel (1 mg/ml)

internationalen Standardisierung und erschweren hierdurch den Vergleich der Ergebnisse verschiedener Studien untereinander (*Tab. 34*). Die dringende Notwendigkeit diesbezüglich einheitlicher Richtlinien belegen die in der vorliegenden prospektiven Studie festgestellten unterschiedlichen Ansprechraten im Prick-Test (42,9% bis 97,1%) auf kommerzielle Naturlatex-Extrakte, wäßrige Latexhandschuhextrakte oder ammoniakalische Latexmilchen (4.1.2.2 und *Tab. 22*). Bei der Untersuchung unterschiedlicher Kollektive von Latexallergikern im Rahmen der vorliegenden Studie erwiesen sich hoch-ammoniakalische, akzeleratorfreie Latexmilchen als sensitivste und somit am besten geeignete Testmedien zur Abklärung einer Typ-I-Allergie gegen Naturlatex. Allerdings zeigten sich auch auf hoch-ammoniakalische Latexmilchen verschiedener Hersteller keine einheitlichen Ansprechraten im Prick-Test (81,3% bis 97,1%), wofür ursächlich wahrscheinlich differierende Proteinkonzentrationen und ein variierendes Alter der Latexmilchen verantwortlich sind [107, 212]. Bei der zukünftigen Bereitstellung international standardisierter Testsubstanzen sollten diese relevanten Aspekte unbedingt Berücksichtigung finden.

Ein gewisser Nachteil hoch-ammoniakalischer Latexmilchen besteht in den vereinzelt auftretenden unspezifischen Testreaktionen (Quaddel $\leq$ 1 mm, Erythem < 3 mm), die wahrscheinlich auf den hohen Ammoniakgehalt (0,7%) zurückzuführen sind. Durch den Einsatz von Lyophilisaten der hoch-ammoniakalischen Latexmilchen sind diese „Stichreaktionen" nach unseren vorläufigen Untersuchungen wahrscheinlich zu vermeiden, wodurch eine weitere Optimierung der Diagnostik von Typ-I-Allergien gegen Naturlatex erreicht werden kann.

Die Prick-Testung mit Handschuhmaterial, kommerziellen Naturlatex-Extrakten oder mit selbsthergestellten Handschuhextrakten bietet zwar den Vorteil einer geringeren Hautirritation sowie einer risikoärmeren Testung insbesondere bei Latexallergikern mit systemischen Reaktionen, beinhaltet aber gleichzeitig die Gefahr falsch-negativer Ergebnisse in 19 bis 57% der Patienten (*Tab. 22*, [69]). Der kombinierte Einsatz eines wäßrigen Latexhandschuhextraktes und einer hoch-ammoniakalischen Latexmilch erwies sich hingegen in unserer wie auch in der Studie von Kurup et al. [113] als sehr sinnvoll, da einige Latexallergiker (2,9% unserer 171 Patienten) ausschließlich positive Prick-Testreaktionen auf wäßrige Extrakte der am Arbeitsplatz getragenen Latexhandschuhe zeigten. Eine Veränderung oder Neubildung bestimmter Latexproteine bzw. eine Freilegung allergener Epitope während des Herstellungsprozesses sind möglicherweise für diese isoliert positiven Prick-Testreaktionen auf wäßrige Handschuhextrakte verantwortlich [1, 107, 137]. Nach unseren Erfahrungen ist durch die Kombination dieser Testmedien eine sichere Diagnostik auch von Latexallergikern im Frühstadium gewährleistet. Zu beachten ist jedoch die Gefahr Test-bedingter Kreislaufreaktionen und anaphylaktischer Schockreaktionen in einzelnen Fällen [25, 107, 185], so daß entsprechende intensivmedizinische Vorkehrungen getroffen werden müssen.

Bei anamnestisch im Zusammenhang mit Naturlatex-Handschuhen auftretenden, nicht sicher differenzierbaren Hauterscheinungen (Ekzem/Kontakturtikaria) sollte ein Typ-I-Kontaktekzem („Proteindermatitis") differentialdiagnostisch berücksichtigt werden [86, 95, 110, 121, 185, 213]. Häufig tritt eine urtikarielle Testreaktion in diesen Fällen (wie auch bei unseren 4 Patienten) erst nach 6 Stunden und eine nachfolgend ekzematöse Veränderung innerhalb von 24 Stunden auf. Entsprechende Beobachtungszeiten müssen daher bei klinischem Verdacht einer Proteindermatitis eingehalten werden. Inwieweit IgE-Rezeptoren auf Langerhanszellen oder auch IgG4-Antikörper in der Ätiopathogenese dieser Spätphasereaktion bzw. eines Typ-I-Kontaktekzems von Bedeutung sind, bleibt durch prospektive Untersuchungen abzuklären [2, 30, 31, 72, 81, 113]. Eine kombinierte Typ-I-/Typ-IV-Allergie ist in diesen Fällen differentialdiagnostisch abzuklären [73]. Auch die Möglichkeit einer Handschuh-bedingten Hautirritation muß überprüft werden, zumal in unserer Studie wie auch in entsprechenden internationalen Untersuchungen [6, 32, 118, 197, 215] nur in maximal 50% dieser Fälle eine Typ-I-Allergie gegen Naturlatex nachweisbar war. Daher sind die Ergebnisse von Fragebogenaktionen zur Feststellung der Prävalenz von Typ-I-Allergien gegen Naturlatex [22, 166, 221] auch nur sehr eingeschränkt verwertbar [118].

5.1.2.3
Zuverlässigkeit der In-vitro-Diagnostik

In Übereinstimmung mit den Ergebnissen internationaler Studien [17, 32, 69, 90, 91, 98, 118, 130, 156, 157, 197, 200] war die Bestimmung spezifischer IgE-Antikörper gegen Naturlatex (Latex-CAP-FEIA) mit einer Ansprechrate von 71,8% unter 131 Latexallergikern nicht sensitiv genug, um als präoperative Screening-Methode zur Erfassung von Risikopatienten geeignet zu sein. Allerdings konnten wir erstmalig eine Korrelation zwischen den klinischen Stadien der Latexallergie und der Rate positiver Latex-CAP-FEIA-Teste feststellen (Stadium I/II bis IV: 63,8%/80,6% ; Stadium IV: 100%). Geringere Ansprechraten im Latex-CAP-FEIA von 22,2% bei unseren 18 Zahnmedizinstudenten mit Typ-I-Allergie gegen Naturlatex und von 7,7% bis 30,8% in weiteren internationalen Studien [17, 118] wurden ausschließlich in Patientenkollektiven mit Überwiegen von Latexallergikern im Stadium I festgestellt. Veränderungen der Latexproteine bei der Bindung an Immuno-CAPS, eine zu geringe Proteinkonzentration der zur Kopplung verwendeten Testmedien oder auch ein unvollständig erfaßtes Panel klinisch relevanter Latexproteine sind ursächlich für die reduzierte Sensitivität des Latex-CAP-FEIA zu diskutieren [98].

Der methodisch sehr aufwendige Histamin-Release-Test zeigte bei der Untersuchung von 64 Latexallergikern ebenfalls nur eine durchschnittliche Ansprechrate von 65,6%. Unsere Ergebnisse lassen somit in Übereinstimmung mit anderen Studien [32, 44, 69, 81, 82, 107, 129, 156, 147, 200, 202, 204] den Schluß zu, daß die In-vitro-Diagnostik den deutlich empfindlicheren Prick-Test in der Diagnostik einer Typ-I-Allergie gegen Naturlatex derzeitig noch nicht ersetzen kann.

Ein von der FDA noch nicht akzeptierter neuer Immunoassay „AlaSTAT" (Immunoassay of Diagnostic Production Corporation mit gelöster Allergenmatrix zum Nachweis spezifischer IgE-Antikörper gegen Latex) könnte jedoch, bei Bestätigung der in Voruntersuchungen ermittelten Sensitivität von 88–96% und Feststellung einer entsprechenden Spezifität, die erste geeignete Screening-Methode zur frühzeitigen und sicheren Diagnostik von Latexallergikern darstellen [82, 113, 156]. Weitere Kontrollstudien sind jedoch zur endgültigen Einstufung dieser neuen In-vitro-Methode zukünftig erforderlich.

5.1.2.4
Auslösung von Schleimhautsymptomen

Die Inhalation von an Handschuhpuderpartikel gebundenen Naturlatexproteinen wurde bisher im wesentlichen für die Auslösung von Schleimhautsymptomen bei Latexallergikern verantwortlich gemacht [13–16, 117]. Unter Zugrundelegung der Ergebnisse unserer kooperativen Studie mit dem Institut für Arbeits- und Sozialmedizin der Universität Erlangen-Nürnberg konnten wir jedoch durch differenzierte arbeitsplatzbezogene Provokationstestungen erstmalig den Nachweis einer wahrscheinlich *zusätzlich kutan-hämatogenen Auslösbarkeit* der Schleimhautsymptome bei 16 Latexallergikern erbringen. Als wesentlicher Unterschied erwies sich insbesondere das bei der kutanen im Vergleich zur inhalativen Provokation zu verzeichnende 1,7- bis 6,7mal längere symptomfreie Intervall zwischen Provokation und Manifestation der Schleimhautsymptome (*Tab. 20*). Während eine Rhinokonjunktivitis etwa gleich häufig nach kutaner und inhalativer Provokation auftrat, fand sich eine Bronchialobstruktion mit signifikantem Anstieg der Atemwegswiderstände oder klinisch objektivierbaren Zeichen von Dyspnoe ausschließlich bei 8 Patienten nach inhalativer Provokation. Inwieweit eine erhöhte allergene Potenz der Latexproteine nach Adsorption an Handschuhpuderpartikel hierbei eine ätiopathogenetische Rolle spielt, oder eine Verlängerung der kutanen Latexhandschuhexposition in einigen Fällen ebenfalls zu asthmatischen Symptomen geführt hätte, bleibt durch prospektive Untersuchungen weiter abzuklären. Auch eine unterschiedliche Allergenmenge am IgE-Rezeptor nach inhalativer im Vergleich zu kutaner Provokation kann hierbei ätiopathogenetisch von Bedeutung sein.

Bei einer Latexallergikerin (Patientin Nr. 9) unseres Kollektivs zeigte sich im Gegensatz zu den übrigen Patienten die Manifestation einer klinisch objektivierbaren ausgeprägten Dyspnoe erst 5,5 Stunden nach erfolgter arbeitsplatzbezogener inhalativer Provokationstestung mit Latex. Wahrscheinlich handelt es sich hierbei um eine asthmatische Spätreaktion („isolated late asthmatic response"), für deren Pathogenese u.a. die Bedeutung von IgG- (insbesondere IgG4), IgM- und IgE-Antikörpern sowie von Prostaglandinen, Leukotrienen und anderen Arachidonsäuremetaboliten oder auch von funktionell modifizierten Mastzellen und Basophilen kontrovers diskutiert wird [160–162].

Wenngleich im Rahmen unserer arbeitsplatzbezogenen Provokationstestungen von 19 Patienten mit Latex-bedingten Schleimhautsymptomen nur eine kombi-

nierte kutane und inhalative (in 16 Fällen) bzw. eine isolierte inhalative Auslösung der Schleimhautsymptome nachgewiesen werden konnte, so ist von einer zusätzlich isolierten kutan-hämatogenen Auslösbarkeit der Schleimhautsymptome auszugehen. Hierfür sprechen u.a. die Ergebnisse unserer Studie zur Rehabilitation von Latexallergikern (siehe 4.7). So zeigte sich bei 8 (32%) von 25 Patienten mit einer eindeutig Latex-bedingten Schleimhautsymptomatik eine komplette Beschwerdefreiheit nach konsequenter Meidung von Latexhandschuhen, was nach anderen Studien bei Patienten mit einer zusätzlich inhalativen Latexallergie wegen des Vorkommens von Latexallergenen in der Raumluft von Krankenhäusern (8–136 ng Latexallergen pro m^3 Raumluft [47, 190]) nicht zu erwarten wäre.
Aus unserer Studie ergeben sich also die folgenden praktischen Konsequenzen:

1. Da es eindeutige Hinweise für eine kutane, kutan-inhalative und inhalative Auslösung der Schleimhautsymptome bei Patienten mit Typ-I-Allergie gegen Naturlatex gibt, ist eine differenzierte arbeitsplatzbezogene Provokationstestung mit rhinomanometrischer und lungenfunktionsanalytischer Diagnostik zur genauen Differenzierung unumgänglich.
2. Wegen der langen Latenzzeit bis zum Auftreten der Symptome nach dermalem Kontakt zu Naturlatex ist die Durchführung einer pulmonalen Provokation frühestens nach 4 Stunden zu empfehlen. Insgesamt sollte eine klinische Überwachung von mindestens 12 Stunden gewährleistet sein.
3. Bei isoliertem Auftreten von Schleimhautsymptomen ohne kombinierte Hautsymptome muß bei Angestellten in medizinischen Berufen an die Möglichkeit einer inhalativen Latexallergie gedacht und eine entsprechende Diagnostik eingeleitet werden.
4. Unter Annahme einer wahrscheinlich bei den meisten Latexallergikern mit Schleimhautsymptomatik vorliegenden kombinierten kutan-hämatogenen und inhalativen Auslösbarkeit der Symptome müssen berufserhaltende Rehabilitationsmaßnahmen in diesen Fällen eine Umstellung des gesamten Arbeitsumfeldes zumindest auf puderfreie Latexhandschuhe einschließen.
5. Um die zukünftige Gefahr einer inhalativen Latexallergie in medizinischen Berufen zu reduzieren, ist eine konsequente Umstellung von Krankenhäusern und Arztpraxen auf puderfreie, proteinarme Latexhandschuhe erforderlich [49, 82].

5.2
Aktueller Trend und mögliche Einflußfaktoren

Parallel zu der steigenden Anwendung von Naturlatex-Handschuhen, insbesondere in medizinischen Berufen zeigten sich entsprechend unseren früheren Untersuchungen [90, 94] sowohl eine Zunahme von Typ-IV- als auch von Typ-I-Allergien, deren Ausmaß unseres Wissens international bisher nicht untersucht wurde. Während die jährliche Prävalenz der Typ-IV-Allergien gegen Latexhandschuhe unter den im gleichen Zeitraum ermittelten allergischen Kontaktekzemen sonstiger Genese von 2,3% in 1989 auf 5,7% in 1992 anstieg, wurde 1993 mit 4,4% erstmalig eine rückläufige Tendenz ermittelt. Möglicherweise sind dies die ersten Erfolge des seit 1,5 Jahren deutlich reduzierten Einsatzes der allergologisch potenten Thiurame als Akzeleratoren in Latexhandschuhen (so werden z.B. von dem größten deutschen Handschuhvertreiber mit >40% Marktanteil keine Thiurame mehr in OP- und Untersuchungshandschuhen eingesetzt). Höhere Prävalenzen von Typ-IV-Allergien gegen Latexhandschuhe (12,5% [59], bzw. 19% [207]) wurden in früheren Studien über allerdings ausschließlich beruflich ausgelöste allergische Kontaktekzeme ermittelt.

Die 8,4fache Zunahme der Typ-I-Allergien gegen Naturlatex in unserer Klinik von 8 Patienten (1989) auf 67 Patienten (1993) war nicht nur mit einem bemerkenswerten Trend zu den systemischen Formen verbunden (Stadium I/II bis IV: 25/3 [1989 bis 1990], 64/60 [1992 bis 1993]), sondern ging auch mit einer deutlichen Zunahme des Anteils von Typ-I- gegenüber Typ-IV-Allergien gegen Latexhandschuhe einher (Typ-I/Typ-IV-Allergien: 8/14 [1989] und 67/22 [1993]).

Eine wesentliche Ursache dieses überproportional hohen Anstiegs von Typ-I- im Vergleich zu Typ-IV-Allergien gegen Naturlatex-Handschuhe liegt u.a. wahrscheinlich in der signifikant ($p<0,01$) unterschiedlichen Länge des asymptomatischen Intervalls zwischen dem Beginn regelmäßiger Handschuhexposition und der klinischen Manifestation der Handschuhallergie begründet. Nach unseren Untersuchungen traten die ersten Hauterscheinungen bei Typ-I-Allergikern nach nur durchschnittlich $3,3 \pm 1,4$ Jahren auf, während Typ-IV-Allergiker die täglich getragenen Latexhandschuhe durchschnittlich $12,7 \pm 7,9$ Jahre ohne Hautreaktionen problemlos tolerierten. In Übereinstimmung hiermit fanden Conde-Salazar et al. [41] bei der Untersuchung von 686 Patienten mit Typ-IV-Allergien gegen Gummiinhaltsstoffe eine durchschnittliche Latenzzeit von 16,6 Jahren bis zum Auftreten der Hauterscheinungen. Charakteristische physikalische und chemische Eigenschaften der jeweils hauptverantwortlichen Allergene sind wahrscheinlich partiell für diese unseres Wissens erstmalig festgestellten unterschiedlichen Realisationszeiten der Handschuhallergien und das entsprechend unterschiedliche Durchschnittsalter der Patienten (Typ I: $29,1 \pm 8,9$ Jahre, Typ IV: $39,2 \pm 12,1$ Jahre) verantwortlich. Zahlreichen internationalen Studien zufolge sind die allergologisch relevanten Naturlatexproteine wasserlöslich [1, 3, 14, 15, 40, 47, 69, 70, 81, 82, 98, 113, 131, 137, 148, 182, 188, 195, 198, 205] und werden daher sehr leicht z.B. durch den Einfluß von Schweiß unter Okklusionbedingungen von der Handschuhoberfläche freigesetzt. Im Gegensatz hierzu sind die Akzeleratoren als Hauptauslöser Latexhandschuh-bedingter Typ-IV-Allergien nahezu wasserunlöslich und werden wahrscheinlich nur zu einem deutlich geringeren Anteil von der Handschuhoberfläche freigesetzt. Das Vorbestehen von Handekzemen und einer atopischen Diathese bei zwei Dritteln unserer 171 Latexallergiker und bei nur einem Drittel der

116 Typ-IV-Allergiker hat sicherlich die transkutane Penetration von Latexproteinen und damit das Auftreten einer Typ-I-Allergie gegen Naturlatex zusätzlich begünstigt.

Der hohe Anteil medizinischer (67,8%) im Vergleich zu hauswirtschaftlichen Berufen (9,9%) bei unseren 171 Latexallergikern ist neben der häufigeren und längerfristigen Anwendung von Latexhandschuhen in der Medizin zum Teil wahrscheinlich auch auf die Wasserlöslichkeit der Latexproteine zurückzuführen. Das täglich insgesamt mehrstündige Tragen unterschiedlicher Paare von Latexhandschuhen in medizinischen Berufen bedingt einen wiederholten Hautkontakt zu relativ hohen Latexproteinkonzentrationen, insbesondere bei der Verwendung billiger, im Herstellungsprozeß unzureichend extrahierter Untersuchungshandschuhe. Außerdem führt die dicht-abschließende Paßform medizinischer Einmalhandschuhe häufig zu Okklusionseffekten, die eine Allergenpenetration begünstigen. Im Gegensatz hierzu werden die locker sitzenden Haushaltshandschuhe üblicherweise wiederholt über einen mehrwöchigen Zeitraum getragen, wodurch ein Auswascheffekt der Latexproteine und damit wahrscheinlich eine Verringerung des allergologischen Potentials dieser Handschuhe bedingt ist.

5.3
Risikofaktoren für eine Typ-I-Allergie gegen Naturlatex

5.3.1
Atopie

Die Korrelation zwischen dem Vorkommen atopischer Schleimhauterkrankungen und dem Auftreten einer Typ-I-Allergie gegen Naturlatex wurde in den vorliegenden Studien und in Übereinstimmung mit anderen internationalen Untersuchungen [8, 14, 17, 32, 55, 56, 67, 69, 90, 98, 118, 125, 147, 178, 188, 191, 197, 198, 213] eindeutig bestätigt. Atopische Schleimhauterkrankungen zeigten sich einerseits bei 104 (60,8%) unserer 171 Latexallergiker und andererseits bei 16 (88,9%) von 18 Zahnmedizinstudenten mit Typ-I-Allergie gegen Naturlatex. Umgekehrt reagierten 20,5% von 483 Patienten mit positiven Prick-Testreaktionen auf inhalative Antigene zusätzlich auf hoch-ammoniakalische Latexmilch, und bei 33 (14%) von 236 Schleimhautatopikern zeigte sich eine klinisch relevante Latexallergie. Entsprechende Prävalenzen einer Typ-I-Allergie gegen Naturlatex unter Atopikern fanden Laurent et al. (15% von 111 Atopikern [125]) im Vergleich zu niedrigeren Prävalenzen in weiteren internationalen Studien (6,8% bei 44 Kindern mit atopischen Erkrankungen [178]) bzw. 9,4% bei 180 Atopikern ohne anamnestische Latexexposition [147]. Inwieweit eine bei Atopikern allgemein vorhandene Prädisposition zu Typ-I-Allergien dem gehäuften Vorkommen von Typ-I-Allergien gegen

5 Diskussion

Naturlatex bei diesen Patienten zugrundeliegt [55] oder auch eventuelle Kreuzreaktionen zwischen Latex und Birkenpollen (siehe 5.6) hierbei von ätiopathogenetischer Relevanz sind, bleibt weiter abzuklären. Aufgrund unserer Ergebnisse erscheint es sinnvoll, Latexmilch in die Testreihe für inhalative Antigene routinemäßig aufzunehmen, um eine Typ-I-Allergie gegen Naturlatex in dem Risikokollektiv der Atopiker zukünftig frühzeitig zu diagnostizieren.

5.3.2
Medizinische Berufe

Durch den besonders häufigen Kontakt zu Naturlatex-Handschuhen besteht für Angestellte in medizinischen oder zahnmedizinischen Berufen ein erhöhtes Risiko für eine Typ-I-Allergie gegen Latex. So wurden bei der allergologischen Abklärung unterschiedlicher medizinischer Kollektive Prävalenzen einer Typ-I-Allergie gegen Naturlatex von 2,0% bis 10,7% [6, 17, 118, 191, 197, 215] ermittelt, wobei entsprechend höhere Prävalenzen von 7,4% bis 10,7% unter ausschließlicher Bezugnahme auf Angestellte im operativen Sektor nachweisbar waren [118, 197].
In der vorliegenden Studie wurde in Übereinstimmung mit den o.a. Untersuchungen eine Typ-I-Allergie gegen Naturlatex bei 8,3% der Zahnmedizinstudenten des 7. bis 10. Semesters diagnostiziert (minimale Prävalenz), wobei eine klinische Relevanz der positiven Prick-Testreaktionen bei 5,7% dieser 192 Studenten vorlag (minimale Prävalenz, *Tab. 16*). Die Regelmäßigkeit und die gesamte Zeitdauer der Latexhandschuhexposition erwiesen sich entgegen den Untersuchungen von Lagier et al. [118] als eindeutige Einflußfaktoren. Während bei keinem der Zahnmedizinstudenten des 2. bis 6. Semesters eine klinisch relevante Typ-I-Allergie nachweisbar war, zeigte sich im 7. bis 10. Semester eine kontinuierliche Zunahme klinisch relevanter Latexallergien von 2,0% auf 10,4% der Studenten (minimale Prävalenzen, *Tab. 16*).
Die berufsbezogene Bedeutung der Typ-I-Allergien gegen Naturlatex bestätigte sich auch in dem hohen Anteil medizinischer (67,8%) im Vergleich zu den am zweithäufigsten vertretenen hauswirtschaftlichen (9,9%) Berufssparten in unserem Kollektiv von 171 Patienten mit Typ-I-Allergie gegen Latex.
Ein kumulatives Risiko für eine Typ-I-Allergie gegen Latex besteht für Angestellte in medizinischen Berufen, die zusätzlich an atopischen Schleimhauterkrankungen leiden [6, 32, 69, 147, 156, 171, 197]. So konnten Moneret-Vautrin et al. [147] eine Typ-I-Allergie gegen Naturlatex (positive Prick-Teste) bei 36,4% von 44 Atopikern mit häufiger Latexexposition im Vergleich zu nur 6,9% von 73 Nicht-Atopikern mit regelmäßiger Latexexposition nachweisen. Hiermit übereinstimmend zeigten sich in der vorliegenden Studie bei 32,9% von 73 Medizinstudenten im Praktischen Jahr mit positivem Allergietest SX1 (Hinweis für eine atopische Diathese) zusätzlich spezifische IgE-Antikörper gegen Latex (Latex-CAP-FEIA), wäh-

rend dies bei keinem der 96 SX1-negativen Studenten der Fall war. Die Kombination Schleimhautatopie/medizinischer Beruf war auch bei 92 (53,8%) unserer 171 Patienten mit Typ-I-Allergie gegen Latex (bzw. bei 92 der 116 in medizinischen Berufen tätigen Latexallergiker) vertreten und unterstreicht die besondere Bedeutung der frühzeitigen Diagnostik einer Latexallergie in diesem Risikokollektiv. Aus prophylaktischer Sicht sollten diese Patienten nach Möglichkeit latexfreie Einmalhandschuhe tragen.

5.3.3
Vorbestehende Operationen

Ein erhöhtes Risiko für eine Typ-I-Allergie gegen Naturlatex besteht nach Literaturberichten allgemein für Patienten mit anamnestisch gehäuften Operationen in Vollnarkose [8, 11, 56, 74, 106, 115]. Besonders gefährdet sind Kinder mit Spina bifida und/oder urologischen Fehlbildungen, bei denen Prävalenzen einer Latexallergie in Höhe von 23–65% in unterschiedlichen Kollektiven ermittelt wurden [143, 217]. Bei der Untersuchung von 16 Kindern mit Spina bifida in der vorliegenden Studie wiesen 15 Kinder eine klinisch manifeste und allergologisch gesicherte Typ-I-Allergie gegen Latex auf, wobei in 13 Fällen anamnestische Hinweise einer generalisierten Erkrankung vorlagen. Von besonderer Bedeutung ist hierbei, daß bei 7 von 8 Kindern mit wahrscheinlich Latex-bedingter intraoperativer Schockreaktion (und einem Exitus letalis bei einem 3,3 Jahre alten Jungen) anamnestisch keine kutanen Hinweise für eine Latexallergie (z.B. Kontakturtikaria auf Luftballons oder Latexkatheter) eruierbar waren. Da Typ-I-Allergien bzw. Intoleranzreaktionen gegen die applizierten Narkotika oder gegen Ethylenoxid differentialdiagnostisch bei allen betroffenen Kindern ausgeschlossen wurden, muß in Übereinstimmung mit ähnlichen Fallberichten [115, 181, 193] von einer isoliert mukosalen Auslösbarkeit der systemischen Latexallergie bei diesen Patienten ausgegangen werden. Der überwiegend regelmäßige Schleimhautkontakt zu Latexkathetern und -handschuhen bei der Pflege von Kindern mit Spina bifida und/oder urologischen Fehlbildungen ist neben dem gehäuften intraoperativen Kontakt zu latexhaltigen Produkten (z.B. Latexhandschuhe, Narkosezubehör, siehe Anhang) wahrscheinlich ein wesentlicher Einflußfaktor für die hohe Rate an Latexallergien speziell in diesem Risikokollektiv [127]. Eine Bestätigung findet diese These durch die Untersuchungen von Moneret-Vautrin et al. [147], die eine Typ-I-Allergie gegen Naturlatex bei 32% von 25 Kindern mit Spina bifida und nur bei 6,5% von 61 Patienten mit anamnestisch wiederholten Operationen nachweisen konnten. Schmerzen, Brennen oder ungewöhnliche Probleme beim Katheterisieren dieser Kinder werden häufig auf toxische Reaktionen (chemische Additiva in Latexkathetern oder Latexhandschuhen [43]) oder neurologische Veränderungen bzw. auf Harnwegsinfekte zurückgeführt, können aber möglicherweise Ausdruck eines Schleimhautödems bei Typ-I-Allergie gegen Naturlatex sein.

5 Diskussion

Spezifische IgE-Antikörper gegen Latex wurden in der vorliegenden Studie bei allen 16 Kindern mit Spina bifida und/oder urologischen Fehlbildungen nachgewiesen, wobei die Konzentration an spezifischem IgE tendenziell von der Anzahl anamnestisch vorbestehender Operationen abhing (*Tab. 19*).
Folgende praktische Konsequenzen resultieren aus den vorliegenden Ergebnissen:

1. Bei der Pflege und Operation von Kindern mit Spina bifida müssen aus prophylaktischer Sicht latexfreie Handschuhe, Katheter oder Infusionssysteme und sonstige latexfreie medizinische Geräte benutzt werden (siehe Anhang, *Tab. 37*).
2. Bei intraoperativen anaphylaktischen Schockzuständen muß auch bei negativer Anamnese an die Möglichkeit einer mukosal ausgelösten Typ-I-Allergie gegen Naturlatex gedacht werden.
3. Bei allen Kindern mit Spina bifida und/oder urologischen Fehlbildungen ist eine routinemäßige allergologische Abklärung mittels Prick-Test in regelmäßigen Abständen zu empfehlen. Nur hierdurch kann die Gefahr Latex-bedingter intraoperativer anaphylaktischer Schockzustände minimiert werden [174, 212]. Die Bestimmung spezifischer IgE-Antikörper führte zwar bei unseren 16 Patienten in allen Fällen zu positiven Ergebnissen, ist aber nach Literaturberichten zur sicheren präoperativen Diagnostik selbst von Latexallergikern im Stadium IV nicht sensitiv genug [113, 182]
4. Bei Diagnosestellung einer Latexallergie müssen diese Patienten zukünftig latexfrei operiert werden. Bis zur baulichen Realisierung komplett latexfreier OP-Räume ist eine antiallergische Prämedikation in diesen Fällen aus prophylaktischer Sicht wahrscheinlich unumgänglich [127, 181, 182].

5.3.4
Sonstige Risikofaktoren

Kumulativ-subtoxische Handekzeme, die eine erhöhte transkutane Allergenpenetration bedingen, erwiesen sich übereinstimmend mit weiteren internationalen Studien [8, 17, 20, 43, 69, 81, 197, 214, 215] als Risikofaktor für eine Typ-I-Allergie gegen Naturlatex und wurden anamnestisch von 64,9% unserer 171 Patienten angegeben. Auch das Auftreten einer Kontakturtikaria ausschließlich im Bereich von Hautverletzungen (siehe 4.3) oder nach vorheriger Händedesinfektion [20] unterstreicht die Bedeutung einer defekten Barrierefunktion der Haut für das Auftreten einer Typ-I-Allergie gegen Naturlatex und die hieraus resultierende notwendige Konsequenz von Hautschutzmaßnahmen ([10] Hautschutzsalben, Meiden von beruflicher und außerberuflicher Feuchtarbeit).
Das Überwiegen von Frauen unter Patienten mit Typ-I-Allergie gegen Naturlatex [59, 69, 197, 214] konnten wir in der vorliegenden Studie bestätigen (71,3% von 171 Patienten mit Typ-I-Allergie gegen Latex). Ursächlich hierfür ist wahrschein-

lich der deutlich höhere Anteil an Frauen in dem Risikoberuf „Medizin" (Krankenschwestern, Laborpersonal u.a.).

5.4
Rehabilitation von Patienten mit Typ-I-Allergie gegen Naturlatex mit unterschiedlichen klinischen Schweregraden

Die Erfolge von Rehabilitationsmaßnahmen bei Latexallergikern unterschiedlicher klinischer Stadien wurden unseres Wissens erstmalig bei 67 Patienten mit Typ-I-Allergie gegen Latex untersucht (Stadium I/II/III/IV: 29/1/33/4). Von den im ursprünglichen Beruf verbliebenen Latexallergikern (n=50) konnten 23 (95,8%) der 24 Patienten im Stadium I und nur 8 (30,8%) der 26 Patienten mit einer systemischen Latexallergie (Stadium II bis IV bzw. inhalative Latexallergie) erfolgreich, d.h. beschwerdefrei rehabilitiert werden; bei den übrigen 19 Patienten persisitierten die Schleimhautsymptome trotz drastischer Reduzierung der Latexbelastung am Arbeitsplatz (z.B. Umstellung auf puderfreie Latexhandschuhe). Wahrscheinlich handelt es sich hierbei in den meisten Fällen um eine vorher nicht diagnostizierte inhalative Latexallergie, die auch im Gegensatz zu einem differentialdiagnostisch zu diskutierenden hyperreagiblen Bronchialsystem (bei atopischer Diathese) die eindeutige Arbeitsplatzbezogenheit der Symptome erklären könnte. Aus unseren Ergebnissen resultiert die Notwendigkeit zukünftiger Maßnahmen:
1. Alle Latexallergiker mit Schleimhautsymptomatik sollten mittels Rhinomanometrie und Ganzkörperplethysmographie auf das Vorliegen einer inhalativen Latexallergie untersucht werden.
2. Eine berufserhaltende Rehabilitationsmaßnahme muß bei Latexallergikern mit Schleimhautsymptomen eine Umstellung des gesamten Arbeitsumfeldes auf puderfreie Latexhandschuhe einschließen, um die Gefahr der Persistenz und Zunahme einer inhalativen Latexallergie zu minimieren.
3. Aus prophylaktischer Sicht ist der Einsatz von Latexhandschuhen mit niedrigem Proteingehalt in medizinischen Berufen erforderlich.
4. Da nur die frühzeitige Diagnostik und Therapie von Patienten mit Typ-I-Allergie gegen Latex eine erfolgreiche berufserhaltende Rehabilitation mit großer Wahrscheinlichkeit garantiert, ist eine entsprechende umfassende Aufklärung von Risikogruppen zukünftig anzustreben.

5 Diskussion

5.5
Allergologisch relevante Eigenschaften von Naturlatex-Handschuhen und Kriterien für einen allergenarmen Handschuh

Weltweit werden derzeitig etwa 14 Milliarden Latexhandschuhe hergestellt, wobei auf die Untersuchungshandschuhe ein Anteil von 85% entfällt [212]. Der infolge der AIDS-Problematik seit Mitte der 80er Jahre steigende Bedarf an Einmalhandschuhen in medizinischen Berufen hat bei einigen Handschuhproduzenten zu Einschränkungen der zeitaufwendigen, proteinvermindernden Auswaschverfahren und zur Herstellung von entsprechend billigeren Handschuhen mit höheren Proteinkonzentrationen geführt [69, 212, 219]. Diese Unterschiede im Herstellungsverfahren sind wahrscheinlich ursächlich für die in dieser Studie nachgewiesenen deutlichen Differenzen der Konzentrationen extrahierbarer Latexproteine in 23 untersuchten Einmalhandschuhen (3,4 bis 457 µg/g Handschuh; nach Bradford), die ähnlich auch von anderen Autoren bestätigt wurden [18, 49, 100, 131, 195, 198, 219].

In Übereinstimmung mit internationalen Studien konnten wir zeigen, daß die allergologischen Eigenschaften eines Latexhandschuhs ganz wesentlich durch seine Konzentration an extrahierbaren Latexproteinen bestimmt werden [96, 122, 131, 198, 219]. Eine Reduzierung der Ansprechraten im Prick-Test von 92,1% auf 47,4% wurde bei der Untersuchung von 38 Latexallergikern mit Handschuhmaterial unterschiedlicher Proteinkonzentrationen (1185 bzw. 7 µg/g Handschuh, nach LEAP) erzielt. Gleichermaßen verringerte sich auch proteinabhängig die durchschnittliche Reaktionsstärke im Prick-Test (Abnahme des durchschnittlichen Quaddeldurchmessers von 4,2 mm auf 1,3 mm).

Unsere Ergebnisse lassen daher die Vermutung zu, daß die Zunahme der Latexallergien in den vergangenen Jahren zu einem wesentlichen Teil auf die breite Anwendung allergologisch ungünstiger Latexhandschuhe mit hohen Proteinkonzentrationen (speziell in Untersuchungshandschuhen [81]) zurückzuführen ist. Die Limitierung dieser Proteinkonzentrationen muß daher aus prophylaktischer Sicht ein vorrangiges Ziel des deutschen (DIN)- und europäischen (CEN TC 205 WG3)-Normenausschusses für medizinische Einmalhandschuhe sein.

Eine deutliche Verminderung der Konzentration extrahierbaren Proteins in Latexhandschuhen ließ sich in dieser Studie entsprechend anderen Untersuchungen [49, 198, 212] durch wäßrige Extraktionen bei 50°C erzielen, wobei die Zeitdauer der Extraktion umgekehrt proportional zur Konzentration extrahierbaren Proteins war. Eine maximale Reduzierung von 1185 auf 3 µg Protein/g Handschuh zeigte sich nach 16 Stunden wäßriger Extraktion (Ansprechrate im Prick-Test nach 16 Stunden Extraktion: 52,6% von 38 Latexallergikern). Effektiver in der Proteinreduktion war die bei der Herstellung ungepuderter Latexhandschuhe angewandte Chlorinierung (*Tab. 31*), was auch in anderen Studien bestätigt wurde [49, 82, 144, 212]. Der Einfluß dieser Chlorinierung erklärt wahrscheinlich auch die um

das 2,3fach niedrigere durchschnittliche Konzentration extrahierbaren Latexproteins in 9 ungepuderten im Vergleich zu 14 gepuderten Latexhandschuhen (58,7 bzw. 134,7 µg/g Handschuh).
Da die Eluate ungepuderter im Vergleich zu gepuderten medizinischen Einmalhandschuhen zusätzlich den Vorteil eines physiologischeren pH-Wertes [29] aufwiesen (durchschnittlicher pH-Wert in 20 ungepuderten / 22 gepuderten Latexhandschuhen: 5,99/8,12), ist die Gefahr Handschuh-bedingter Hautirritationen bei Anwendung ungepuderter Latexhandschuhe sehr wahrscheinlich deutlich reduziert. Außerdem ist die Vermeidung von Handschuhpuder als Träger von Latexproteinen die wirksamste Prophylaxe gegen eine inhalativ ausgelöste Latexallergie. Aus unseren Studien lassen sich somit drei wesentliche Kriterien für einen allergenarmen Latexhandschuh ableiten:
1. Allergenarme Latexhandschuhe sollen ungepudert sein.
2. Die Konzentration extrahierbaren Latexproteins soll 30 µg/g Handschuh nicht übersteigen.
3. Allergenarme Naturlatex-Handschuhe sollen thiuramfrei sein.

5.6
Koinzidenz positiver Prick-Testreaktionen auf Naturlatex und bestimmte Früchte

In der Literatur finden sich wiederholt einzelanamnestische Darstellungen über das gleichzeitige Vorkommen von positiven Prick-Testen, spezifischen IgE-Antikörpern, Intoleranzen und teilweise anaphylaktischen Reaktionen sowohl auf Naturlatex als auch auf bestimmte Früchte (Banane, Avocado, Eßkastanie, Mango, Pfirsich und Kiwi; [9, 15, 37, 39, 40, 44, 45, 125, 126, 129, 130, 165, 169, 188, 213, 218]). Eine Latex-RAST-Inhibition durch Bananenextrakte [165] und eine Inhibition des Eßkastanien- und Bananen-RASTes durch Latexextrakte (169) gaben wiederholt Anlaß zur Vermutung einer Kreuzreaktion zwischen Latex und den vorgenannten, botanisch nicht verwandten Pflanzen (Banane: Musaceae; Eßkastanie: Fagaceae; Hevea brasiliensis: Euphorbiaceae). In der vorliegenden Studie wurde unseres Wissens erstmalig an zwei großen Kollektiven von insgesamt 104 Probanden (44 Patienten mit Typ-I-Allergie gegen Latex, 60 Medizinstudenten im Praktischen Jahr) die Häufigkeit koinzidenter Typ-I-Allergien gegen Naturlatex und die vorgenannten Früchte sowie gegen Birkenpollen untersucht. Bei 35 (79,5%) der 44 Latexallergiker zeigte sich ein positiver Prick-Test auf mindestens eine der vorgenannten Früchte, der in 29 Fällen mit dem Nachweis spezifischer IgE-Antikörper kombiniert war. Der Einfluß einer atopischen Diathese auf die Ergebnisse konnte eindeutig dokumentiert werden. Während 30 Medizinstudenten mit positivem Allergietest SX1 und bekannten atopischen Erkrankungen in 9 (30%) Fällen spezifi-

5 Diskussion

sche IgE-Antikörper gegen durchschnittlich 3 der vorgenannten Früchte aufwiesen, war dies bei keinem der übrigen 30 Medizinstudenten ohne atopische Erkrankungen und mit negativem Allergietest SX1 der Fall.
Bemerkenswerterweise korrelierte aber der Nachweis spezifischer IgE-Antikörper gegen die o.a. Früchte bei 37 von 38 Patienten des Gesamtkollektivs mit dem kombinierten Vorkommen spezifischer IgE-Antikörper gegen Latex und Birke (*Tab. 27*). Im Gegensatz hierzu wies nur 1 von 11 Probanden mit isoliert positivem Latex-CAP-FEIA spezifische IgE-Antikörper gegen die vorgenannten Früchte auf, und bei 10 Probanden mit isoliert positivem Birken-CAP-FEIA bzw. bei 41 Probanden mit negativem Latex- und Birken-CAP-FEIA fielen die entsprechenden In-vitro-Analysen negativ aus.
Berücksichtigt man, daß einerseits Typ-I-Allergien gegen unterschiedliche Früchte (u.a. auch gegen Kiwi und Pfirsich) bei 66% von 230 [83] bzw. bei 77,5% von 40 [93] Birkenpollenallergikern nachgewiesen und entsprechende gemeinsame immunologische Determinanten postuliert wurden [79, 80, 121], und daß andererseits spezifische IgE-Antikörper gegen Birkenpollen bei 42 (79,2%) unserer 53 Latexallergiker vorlagen, so lassen sich folgende zukünftig zu beweisende Thesen aufstellen:
Das Vorkommen von Typ-I-Allergien gegen Birkenpollen bei Atopikern könnte auf dem Boden gemeinsamer immunologischer Determinanten zu Typ-I-Allergien gegen Naturlatex prädisponieren, in deren Folge durch wechselseitige Kreuzreaktionen das Auftreten von Typ-I-Allergien gegen die o.a. Früchte gefördert würde. Aus der regelmäßigen Allergenexposition mit Früchten könnte in der Folge wiederum eine Verstärkung der Latexallergie resultieren. Die klinischen Erfahrungen der Manifestation einer Latexallergie bei Patienten mit Zustand nach anaphylaktischen Schockreaktionen auf Banane und die wiederholt von unseren Patienten berichtete Erstmanifestation der Latexallergie während der Monate April/Mai, in denen hohe Werte des Birkenpollenfluges erreicht werden, könnten diese These unterstützen. Zukünftige RAST-Inhibitionsteste und Immunoblotting-Untersuchungen sind zur weiteren Überprüfung dieser These erforderlich. Eine Hyposensibilisierung gegen Birkenpollen, die in der Studie von Henzgen et al. [93] bei 53% der untersuchten Patienten zu einer Besserung oder zum Verschwinden der Intoleranz gegen bestimmte Früchte führte, könnte unter Umständen auch therapeutische Effekte bei Latexallergikern zeigen.
Die von Ehl et al. [55] vermuteten Kreuzreaktionen zwischen Naturlatex (cis-1,4-Polyisopren) und dem chemisch verwandten Zahn- und Wurzelkanalfüllungsmaterial Guttapercha (trans-1,4-Polyisopren) bzw. ihren Proteinen sind aufgrund diesbezüglich negativer Prick-Testungen bei 25 Patienten mit gesicherter Typ-I-Allergie gegen Naturlatex sehr unwahrscheinlich.

6
Zusammenfassung

Die infolge der AIDS-Prävention seit einigen Jahren zunehmende Anwendung von Latexhandschuhen in medizinischen Berufen hat zu einem international registrierten Anstieg allergischer Reaktionen gegen Handschuhinhaltsstoffe geführt.
In der vorliegenden prospektiven Studie wurden die anamnestischen, allergologischen und immunologischen Daten von 259 Patienten mit Allergien gegen Latexhandschuhe ausgewertet, die zwischen 1989 und 1993 in der Dermatologischen Universitätsklinik Erlangen diagnostiziert und behandelt wurden. Erfaßt wurden 171 (66,0%) Patienten mit Typ-I-Allergien (Stadium I bis IV nach v. Krogh und Maibach) und 116 (44,8%) Patienten mit Typ-IV-Allergien gegen Latexhandschuhe, wobei in 28 (10,8%) Fällen kombinierte Typ-I- und Typ-IV-Allergien vorlagen.
Der international erstmalig erfolgte Vergleich der Daten von Patienten mit Typ-I- und Typ-IV-Allergien gegen Latexhandschuhe zeigte signifikante Unterschiede ($p < 0,01$) in der Länge des durchschnittlichen symptomfreien Intervalls zwischen dem Beginn regelmäßiger Handschuhexposition und der Erstmanifestation der Allergie (Typ I: $3,3 \pm 1,4$ Jahre; Typ IV: $12,7 \pm 7,9$ Jahre). Entsprechend lag das Durchschnittsalter der Typ-I-Latexallergiker mit $29,1 \pm 8,9$ Jahren um ca. 10 Jahre unter dem der Typ-IV-Allergiker. Vorbestehende Handekzeme und/oder atopische Erkrankungen wurden bei zwei Dritteln der Typ-I- gegenüber nur einem Drittel der Typ-IV-Allergiker nachgewiesen.
Medizin und Zahnmedizin zeigten sich als Risikobereiche für das Auftreten einer Typ-I-Allergie gegen Naturlatex (in 67,8% von 171 Typ-I-Latexallergikern), während Patienten mit Typ-IV-Allergien gegen Latexhandschuhe nur zu 39,7% aus medizinischen und zu 31,9% aus hauswirtschaftlichen Berufen stammten. Häufigste Auslöser einer Typ-IV-Allergie gegen Latexhandschuhe waren die als Akzeleratoren eingesetzten Thiurame (77,6% der Fälle).
Parallel zur steigenden Anwendung von Latexhandschuhen registrierten wir eine deutliche Zunahme der Typ-IV-Allergien gegen Gummiinhaltsstoffe von 2,3% (1989) auf 5,7% (1992) unter den jährlich diagnostizierten allergischen Kontaktekzemen sonstiger Genese (2220 Patienten mit allergischem Kontaktekzem zwischen 1989 und 1992). Noch deutlicher war der 8,4fache Anstieg der Typ-I-Allergien gegen Naturlatex von 8 Patienten (1989) auf 67 Patienten (1993), wobei sich auch ein Trend zu systemischen Formen der Latexallergie abzeichnete (Stadium I/II bis IV: 25/3 Patienten (1989/90), 64/60 Patienten (1992/1993)).
Untersuchungen zur Optimierung der Diagnostik von Typ-I- und Typ-IV-Allergien gegen Latexhandschuhe waren ein weiterer Schwerpunkt der Studie. Bei Patienten mit Typ-I-Allergie gegen Naturlatex erwies sich der kutane Prick-Test als die empfindlichste Testmethode (100% Ansprechrate bei Kombination mehrerer Latexmilchen) im Vergleich zum Histamin-Release-Test und zur Bestimmung spezifischer IgE-Antikörper (Latex-CAP-FEIA), die nur bei zwei Dritteln der Latexallergi-

6 Zusammenfassung

ker positive Ergebnisse zeigten. Bei der Prick-Testung verschiedener latexhaltiger Testmedien wurden die besten Ansprechraten (81,3–95,2%) mit hoch-ammoniakalischen Latexmilchen erzielt, die somit als Standardsubstanzen zur Diagnostik einer Typ-I-Allergie gegen Naturlatex empfohlen werden.

Basierend auf den Ergebnissen von Epikutan-Testungen bei 29 Patienten mit Typ IV-allergischem Kontaktekzem gegen Latexhandschuhe wird Zinkdiethyldithiocarbamat (ZDC) als neuer Marker für Dithiocarbamate (relevante Akzeleratoren in Latexhandschuhen) zur Aufnahme in die deutsche Epikutantest-Standardreihe der häufigsten Kontaktallergene vorgeschlagen. Mit einer Sensitivität von 89,7% (Spezifität: 100%) steht somit ein geeigneter Ersatz für den bis 1989 verwendeten sogenannten Carba-Mix (3%) zur Verfügung, der in 50% der Fälle falsch-positive Epikutan-Testreaktionen bedingte. Ergänzend werden Zinkdimethyldithiocarbamat und Zinkethylphenyldithiocarbamat als neue Einzelsubstanzen für den deutschen und internationalen Testblock für Gummiinhaltsstoffe vorgeschlagen, da diese in Latexhandschuhen vorkommenden Akzeleratoren Ansprechraten von 31% bzw. 13,8% bei 29 Dithiocarbamatallergikern zeigten.

Vier unterschiedliche Risikokollektive wurden bezüglich der Prävalenz einer Typ-I-Allergie gegen Naturlatex und des Vorkommens von Risikofaktoren prospektiv untersucht.

Risikokollektiv I: Unter 206 Zahnmedizinstudenten des 2. bis 10. Semesters fand sich in 8,7% eine Typ-I-Allergie gegen Latex. Dabei zeigte sich eine Zunahme klinisch manifester Latexallergien von 2,0% der Studenten im 7. Semester auf 10,4% im 10. Semester. Bei 16 der 18 Latexallergiker bestand gleichzeitig eine Rhinitis allergica saisonalis.

Risikokollektiv II: Unter 483 Patienten mit atopischer Diathese (236 Patienten mit Schleimhautatopie, 247 Patienten mit positiven Prick-Testreaktionen auf inhalative Antigene ohne klinische Relevanz) wurden in 99 (20,5%) Fällen positive Prick-Testreaktionen auf eine hoch-ammoniakalische Latexmilch nachgewiesen. Eine klinisch relevante Latexallergie zeigte sich deutlich häufiger bei Patienten mit Schleimhautatopie (14,0% von 236 Patienten) als bei denjenigen ohne klinisch manifeste Atopie (4,9% der 247 Patienten).

Risikokollektiv III: Bei 169 Medizinstudenten im Praktischen Jahr wurden spezifische IgE-Antikörper gegen Naturlatex (Latex-CAP-FEIA) in Kombination mit dem seralen Allergietest SX1 (Hinweis für eine atopische Diathese) bestimmt. Im Gesamtkollektiv wurden in 24 (14,2%) Fällen spezifische Antikörper gegen Naturlatex ermittelt. Während bei keinem von 96 Studenten mit negativem Allergietest SX1 spezifische Antikörper gegen Latex nachweisbar waren, fand sich bei 24 (32,9%) von 73 Studenten mit positivem SX1-Test ein positiver Latex-CAP-FEIA.

Risikokollektiv IV: Unter 16 Kindern mit Spina bifida, urologischen oder sonstigen Fehlbildungen und Zustand nach durchschnittlich 6 Operationen zeigten sich in allen Fällen spezifische IgE-Antikörper gegen Naturlatex, kombiniert mit positiven Prick-Testreaktionen auf hoch-ammoniakalische Latexmilch in 14 von 15 Fällen. Bei 7 der 16 Kinder war anamnestisch ein intraoperativer anaphylaktischer

Schockzustand aufgetreten, der mit sehr großer Wahrscheinlichkeit auf eine vorher nicht diagnostizierte, ausgeprägte Latexallergie zurückzuführen war. Wegen der zu wenig bekannten, isoliert mukosalen Auslösbarkeit einer Typ-I-Allergie gegen Naturlatex ergibt sich die zwingende Notwendigkeit der präoperativen Abklärung einer Latexallergie in diesem Risikokollektiv.

Als Ursache für die Auslösung von Schleimhautsymptomen bei Patienten mit Typ-I-Allergie gegen Naturlatex wurde bisher ausschließlich die Einatmung von an Handschuhpuderpartikel gebundenen Latexproteinen verantwortlich gemacht. In einer kooperativen Studie mit dem Institut für Arbeits- und Sozialmedizin der Universität Erlangen-Nürnberg konnten wir erstmalig durch arbeitsplatzbezogene Provokationstestungen in Kombination mit rhinomanometrischen und ganzkörperplethysmographischen Messungen bei 19 Latexallergikern neben der inhalativen auch eine *kutan-hämatogene Auslösbarkeit* der Schleimhautsymptomatik nachweisen. Das symptomfreie Intervall zwischen Testbeginn und Manifestation der Schleimhautsymptome war 1,7- bis 6,7mal länger bei der kutanen als bei der inhalativen Provokation. Wegen der langen Latenzzeit nach kutaner Provokation sind daher Überwachungszeiten von mindestens 12 Stunden zu empfehlen.

Im Rahmen unserer Untersuchungen zu irritativen und allergologischen Eigenschaften von Latexhandschuhen zeigte sich in den Eluaten ungepuderter im Vergleich zu gepuderten Latexhandschuhen ein durchschnittlich niedrigerer pH-Wert (pH 5,99/8,12) und eine um das 2,3fache niedrigere durchschnittliche Proteinkonzentration (58,7 µg /134,7 µg pro g Handschuh). Nach 1 Stunde und 24 Stunden wäßriger Extraktion von Latexhandschuhmaterial reduzierten sich die Ansprechraten im Prick-Test bei 33 Latexallergikern (um 39%/70%). Bei 38 Patienten wurde eine Korrelation (r=0,88) zwischen der Konzentration extrahierbaren Latexproteins (7 bis 1185 µg/g Latex) und der Ansprechrate im Prick-Test (47% bis 92%) festgestellt. Aus prophylaktischer Sicht resultiert daher die zwingende Notwendigkeit der Herstellung und Anwendung proteinarmer Einmalhandschuhe.

Typ-I-Allergien gegen unterschiedliche Früchte (Kiwi, Banane, Eßkastanie, Avocado und Pfirsich) wurden bei 35 (79,5%) von 44 Latexallergikern mittels Prick-Test und Bestimmungen spezifischer IgE-Antikörper nachgewiesen und bestärken den Verdacht von Kreuzreaktionen (klinische Relevanz der Typ-I-Allergien gegen Früchte/Latex: 12 von 44 Patienten). Auch zeigte sich bei 35 (79,5%) der 44 Latexallergiker gleichzeitig eine Typ-I-Allergie gegen Birkenpollen. Inwieweit gemeinsame immunogene Determinanten für diese Koinzidenz von Typ-I-Allergien gegen Naturlatex und die o.a. Früchte bzw. gegen Birke und Naturlatex verantwortlich sind, bleibt durch prospektive Untersuchungen weiter abzuklären. Möglicherweise liegt hierin auch eine Teilursache für das bevorzugte Auftreten von Typ-I-Allergien gegen Naturlatex bei Atopikern.

Die Auswirkungen unterschiedlicher Rehabilitationsmaßnahmen (Meiden von Latexhandschuhen, Umsetzung an latexreduzierte Arbeitsplätze u.a.) wurden im Rahmen einer Fragebogenaktion bei 67 Patienten mit Typ-I-Allergie gegen Naturlatex untersucht. Während 23 (95,8%) der 24 Patienten mit Stadium I einer La-

6 Zusammenfassung

texallergie (lokalisierte Kontakturtikaria) berufserhaltend beschwerdefrei rehabilitiert werden konnten, war dies nur bei 8 (30,8%) von 26 Patienten mit einer generalisierten Latexallergie (Stadium II bis IV: Urtikaria, Schleimhautsymptome bzw. anaphylaktischer Schock) der Fall.

Unsere Studien erlauben die folgenden Schlußfolgerungen:

1. Das durchschnittlich nur dreijährige asymptomatische Intervall nach Beginn regelmäßiger Handschuhexposition bis zur Manifestation einer Latex-bedingten immunologischen Kontakturtikaria wird zukünftig mit hoher Wahrscheinlichkeit zu einer Fortsetzung des überproportionalen Anstiegs der Typ-I-Allergien gegen Naturlatex speziell in medizinischen Berufen führen. Bei konsequenter Meidung von Thiuramen als Akzeleratoren in Latexhandschuhen werden Typ-IV-Allergien gegen Latexhandschuhe hingegen wahrscheinlich an Häufigkeit abnehmen.

2. Ein hohes Risiko für eine Typ-I-Sensibilisierung gegen Naturlatex besteht für Schleimhautatopiker allgemein und speziell in medizinischen Berufen (ca. 10% mit Typ-I-Allergie gegen Latex) sowie für Patienten mit mehreren vorausgegangenen Operationen, wobei Kinder mit Spina bifida oder urologischen Fehlbildungen besonders gefährdet sind.

3. Die präoperative Abklärung einer Typ-I-Allergie gegen Naturlatex mittels Prick-Testung ist bei Risikopatienten zur Vermeidung intraoperativer anaphylaktischer Schockzustände unumgänglich. Auch eine anamnestisch fehlende Hautsymptomatik bei Kontakt zu Latexhandschuhen oder naturlatexhaltigen Produkten (z.B. Urinkathetern) schließt die Möglichkeit der intraoperativ mukosalen Auslösung einer sich systemisch-generalisiert auswirkenden Latexallergie nicht aus.

4. Da berufserhaltende Rehabilitationsmaßnahmen bei Patienten mit Typ-I-Allergie gegen Naturlatex im Stadium III (Urtikaria und Schleimhautsymptome) bzw. mit einer inhalativen Latexallergie nur in einem Drittel der Fälle von dauerhaftem Erfolg sind, haben prophylaktische Maßnahmen und die frühzeitige Erfassung von Latexallergikern eine außerordentliche Bedeutung.

5. Die prophylaktischen Maßnahmen sollen umfassen:
   - Eine Limitierung der Konzentration extrahierbarer Proteine in Latexhandschuhen auf <30 µg/g Handschuh durch Intensivierung der Auswaschverfahren im industriellen Herstellungsprozeß.
   - Die konsequente Bereitstellung proteinarmer oder latexfreier medizinischer Einmalhandschuhe für Risikopatienten und die zusätzliche Anwendung latexfreier Urinkatheter bei Kindern mit Spina bifida und/oder urologischen Fehlbildungen.
   - Die Anwendung puderfreier Latexhandschuhe in medizinischen Berufen bzw. in Arbeitsbereichen mit erhöhter Latexexposition, um die Gefahr einer inhalativen Latexallergie zu minimieren.
   - Die Durchführung konsequenter Hautschutzmaßnahmen (z.B. regelmäßige Anwendung von Hautschutzsalben) zur Vermeidung kumulativ-subtoxischer Handekzeme als Wegbereiter für eine erhöhte Allergenpenetration.

6. Aufgrund eindeutiger Hinweise für Kreuzreaktionen zwischen Naturlatex und bestimmten Früchten (u.a. Kiwi, Banane, Avocado, Eßkastanie, Pfirsich) ist eine entsprechende allergologische Abklärung und Beratung bei Patienten mit Typ-I-Allergie gegen Naturlatex erforderlich.

7 Literaturverzeichnis

[1] ALENIUS H, TURJANMAA K, PALOSUO T, MÄKINEN-KILJUNEN S, REUNALA T (1991) Surgical latex glove allergy: characterization of rubber protein allergens by immunoblotting. Int Arch Allergy Appl Immunol 96: 376–380

[2] ALENIUS HL, REUNALA T, TURJANMAA K, PALOSUO T (1992) Detection of IgG4 and IgE antibodies to rubber proteins by immunoblotting in latex allergy. Allergy Proc 13: 75–77

[3] ALENIUS H, PALOSUO T, KELLY K, KURUP V, REUNALA T, MÄKINEN-KILJUNEN S, TURJANMAA K, FINK J (1993) IgE reactivity to 14-kD and 27-kD natural rubber proteins in latex-allergic children with spina bifida and other congenital anomalies. Int Arch Allergy Immunol 102: 61–66

[4] ANDERSEN KE, BURROWS D, CRONIN E, DOOMS-GOOSSENS A, RYCROFT RJG, WHITE IR (1988) Recommended changes to standard series. Contact Dermatitis 19: 389–390

[5] ARCHER BL (1960) The proteins of Hevea brasiliensis latex. Biochem J 75: 236–240

[6] ARELLANO R, BRADLEY J, SUSSMAN G (1992) Prevalence of latex sensitization among hospital physicians occupationally exposed to latex gloves. Anesthesiology 77: 905–908

[7] ASSALVE D, CICIONI C, PERNO P, LISI P (1988) Contact urticaria and anaphylactoid reaction from cornstarch surgical glove powder. Contact Dermatitis 19: 61

[8] AXELSSON JGK, JOHANSSON SGO, WRANGSJÖ K (1987) IgE-mediated anaphylactoid reactions to rubber. Allergy 42: 46–50

[9] AXELSSON JGK, ERIKSSON M, WRANGSJÖ K (1988) Anaphylaxis and angioedema due to rubber allergy in children. Acta Paediatr Scand 77: 314–316

[10] BÄURLE G (ed.) (1986) Handekzeme. Studie zum Einfluß von konstitutionellen und Umweltfaktoren auf die Genese. Schattauer-Verlag, Stuttgart, New York

[11] BARAKAT RR, SARARIAN K, SHEPHERD G, WEINBERGER M, HOSKINS WJ (1992) Allergy to latex surgical gloves: An unfamiliar cause of intraoperative anaphylaxis. Gynecol Oncol 46: 381–383

[12] BAUMANN MA (1992) Protective gloves. Int Dent J 42: 170

[13] BAUR X, JÄGER D (1990) Airborne antigens from latex gloves. Lancet 335: 912

[14] BAUR X, JÄGER D, ENGELKE T, RENNERT S, CZUPPON AB (1992) Latexproteine als Auslöser respiratorischer und systemischer Allergien. Dtsch Med Wochenschr 117: 1269–1273

[15] BAUR X, AMMON J, CHEN Z, BECKMANN U, CZUPPON AB (1993) Health risk in hospitals through airborne allergens for patients presensitised to latex. Lancet 342: 1148–1149

[16] Baur X, Kerz G, Schürmann M (1993) Berufsbedingte Allergie gegen Latex. Arbeitsmed Sozialmed Präventivmed 28: 19–20

[17] Beaudouin E, Pupil P, Jacson F, Laxenaire MC, Moneret-Vautrin DA (1990) Allergie professionnelle au latex. Enquete prospective sur 907 sujets du milieu hospitalier. Rev fr Allergol 30 (3): 157–161

[18] Beezhold DH (1992) LEAP: Latex ELISA for antigenic proteins. Guthrie J 61: 77–81

[19] Beezhold D, Beck WC (1992) Surgical glove powders bind latex antigens. Arch Surg 127: 1354–1357

[20] Belsito DV (1990) Contact urticaria caused by rubber: analysis of seven cases. Dermatol Clin 8: 61–66

[21] Berardinelli SP (1988) Prevention of occupational skin disease through use of chemical protective gloves. Dermatol Clin 6: 115

[22] Berky ZT, Luciano WJ, James WD (1992) Latex glove allergy. A survey of the US army dental corps. JAMA 268: 2695–2697

[23] Blanken R, Nater JP, Veenhof E (1987) Protection against epoxy resins with glove materials. Contact Dermatitis 16: 46–47

[24] Blinkhorn AS, Leggate EM (1984) An allergic reaction to rubber dam. Br Dent J 156: 402

[25] Bonnekoh B, Merk HF (1992) Safety of latex prick skin testing in allergic patients. JAMA 267: 2603

[26] Bradford MM (1976) A rapid and sensitive method for the quantitation of microgram quantities of protein utilizing the principle of protein-dye binding. Anal Biochem 72: 248–254

[27] Bradley J, Sussman GL, Arellane R (1991) Incidence of immediate allergy to latex gloves in 100 hospital physicians at the University of Toronto. Can J Anaesth 38: A100

[28] Brandão FM (1990) Rubber. In: Adams RM (ed.) Occupational skin disease. 2nd ed., WB Saunders, Philadelphia, pp 462–485

[29] Braun-Falco O, Korting HC (1986) Der normale pH-Wert der menschlichen Haut. Hautarzt 37: 126–129

[30] Bruynzeel-Koomen CAFM, van Wichen DF, Toonstra J (1986) The presence of IgE molecules on epidermal Langerhans cells in patients with atopic dermatitis. Arch Dermatol Res 278: 199–205

[31] Bruynzeel-Koomen CAFM (1986) IgE on Langerhans cells: new insights into the pathogenesis of atopic dermatitis. Dermatologica 172: 181–183

[32] Bubak ME, Reed CE, Fransway AF, Yunginger JW, Jones RT, Carlson CA, Hunt LW (1992) Allergic reactions to latex among health-care workers. Mayo Clin Proc 67: 1075–1079

[33] Burke FJT, Wilson NHF (1989) The use of gloves in cross-infection control. Br Dent J 166: 426

[34] Businco L, Meglio P, Ferrara M (1993) The role of food allergy and eosinophils in atopic dermatitis. Pediatr Allergy Immunol 4 (Suppl 4): 33–37

7 Literaturverzeichnis

[35] CAMARASA JMG, ALOMAR A (1978) Allergic rhinitis from diphenyl guanidine. Contact Dermatitis 4: 242

[36] CARILLO T, CUEVAS M, MUNOZ T, HINOJOSA M, MONEO I (1986) Contact urticaria and rhinitis from latex surgical gloves. Contact Dermatitis 15: 69–72

[37] CARUSO B, CAPUTO M, SENNA G, ANDRI L (1993) Immunoblotting study of specific antibody patterns against latex and banana. Allergie et Immunologie 25: 187–190

[38] CASTELAIN M, CASTELAIN PY (1993) Allergic contact dermatitis from cetyl pyridinium chloride in latex gloves. Contact Dermatitis 28: 118

[39] CEUPPENS JL, VAN DURME P, DOOMS-GOOSSENS A (1992) Latex allergy in patient with allergy to fruit. Lancet 339: 493

[40] CHAMBEYRON C, DRY J, LEYNADIER F, PECQUET C, THAO TX (1992) Study of the allergenic fractions of latex. Allergy 47: 92–97

[41] CONDE-SALAZAR L, DEL-RIO E, GUIMARAENS D, DOMINGO AG (1993) Type IV allergy to rubber additives: A 10-year study of 686 cases. J Am Acad Dermatol 29: 176–180

[42] COOMBS RRA, GELL PGH (1963) The classification of allergic reactions underlying disease. In: GELL PGH, COOMBS RRA (eds.) Clinical aspects of immunology. FA Davis, Philadelphia, p 317

[43] CORMIO L, TURJANMAA K, TALJA M, ANDERSSON LC, RUUTU M (1993) Toxicity and immediate allergenicity of latex gloves. Clin Exp Allergy 23: 618–623

[44] DE CORRES LF, MONEO I, MUNOZ D, BERNAOLA G, FERNANDEZ E, AUDICANA M, URRUTIA I (1993) Sensitization from chestnuts and bananas in patients with urticaria and anaphylaxis from contact with latex. Ann Allergy 70: 35–39

[45] CRISI G, BELSITO DV (1993) Contact urticaria from latex in a patient with immediate hypersensitivity to banana, avocado and peach. Contact Dermatitis 28: 247–248

[46] CRONIN E (1980) Rubber. In: CRONIN E (ed.) Contact Dermatitis. Churchill Livingstone, Edinburgh, London, New York, pp 714–770

[47] CZUPPON AB, BAUR X (1993) Isolierung und diagnostische Anwendung eines Hauptallergens aus OP-Handschuhen. Der Kassenarzt 5: 38–39

[48] CZUPPON AB, CHEN Z, RENNERT S, ENGELKE T, MEYER HE, HEBER M, BAUR X (1993) The rubber elongation factor of rubber trees (Hevea brasiliensis) is the major allergen in latex. J Allergy Clin Immunol 92: 690–697

[49] DALRYMPLE SJ, AUDLEY BG (1992) Allergenic proteins in dipped products: factors influencing extractable protein levels. Rubber Developments 45: 51–60

[50] DARRE E, VEDEL P, JENSEN JS (1987) Skin protection against methylmethacrylate. Acta Orthop Scand 58(3): 236

[51] DENNIS MS, HENZEL WJ, BELL J, KOHR W, LIGHT DR (1989) Amino acid sequence of rubber elongation factor protein associated with rubber particles in Hevea latex. J Biol Chem 264: 18618–18626

[52] DIEPGEN TL (1991) Die atopische Hautdiathese. Epidemiologie, Klinik und berufsdermatologische Bedeutung. Gentner Verlag, Stuttgart

[53] DOWNING JG (1933) Dermatitis from rubber gloves. N Engl J Med 208:196
[54] DREBOR S (1989) Skin tests used in type I allergy testing. Allergy 44: 13–21
[55] EHL W, HARTJEN A, THIEL CL, AULEPP H, FUCHS E (1988) Latex-Allergien als IgE-vermittelte Sofortreaktionen. Allergologie 11: 182–187
[56] ELLSWORTH PI, MERGUERIAN PA, KLEIN RB, ROZYCKI AA (1993) Evaluation and risk factors of latex allergy in spina bifida patients: Is it preventable? J Urol 150: 691–693
[57] EMMETT EA, RISBY TH, TAYLOR J, CHEN CL, JIANG L, FEINMAN SE (1994) Skin elicitation threshold of ethylbutyl thiourea and mercaptobenzothiazole with relative leaching from sensitizing products. Contact Dermatitis 30: 85–90
[58] ENGVALL E, PERLMANN P, (1971) Enzyme-linked immunosorbent assay (ELISA) of immunoglobulin G Immunochem 8: 871–874
[59] ESTLANDER T, JOLANKI R, KANERVA L (1986) Dermatitis and urticaria from rubber and plastic gloves. Contact Dermatitis 14: 20–25
[60] FDA, Allergic reactions to latex-containing medical devices. FDA medical Bulletin, US Food and Drug Administration, Washington, DC, July 1991
[61] FISHER AA (1987) Contact urticaria and anaphylactoid reaction due to corn starch surgical glove powder. Contact Dermatitis 16: 224–225
[62] FISHER AA (1988) Burns on the hands due to ethylene oxide used to sterilize gloves. Cutis 42: 267–268
[63] FISHER AA (1992) Allergic contact reactions in health personnel. J Allergy Clin Immunol 90: 729
[64] FÖRSTRÖM L (1980) Contact urticaria from latex surgical gloves. Contact Dermatitis 6: 33–34
[65] FOUSSEREAU J, BRÄNDLE I, BOUJNAH-KHOUADJA A (1984) Allergisches Kontaktekzem durch Isothiazolin-3-on-Drivate. Dermatosen 32: 208–211
[66] FROSCH PJ, BORN CM, SCHÜTZ R (1987) Kontaktallergien auf Gummi-, Operations- und Vinylhandschuhe. Hautarzt 38: 210–217
[67] FROSCH PJ, WAHL R, BAHMER FA, MAASCH HJ (1986) Contact urticaria to rubber gloves is IgE-mediated. Contact Dermatitis 14: 241–245
[68] FUCHS E, GRONEMEYER W (1990) Hautproben. In: FUCHS E, SCHULZ KH (eds.) Manuale allergologicum. Dustri-Verlag, Deisenhofen, 4(3): 15
[69] FUCHS T, WAHL R (1992) Allergische Soforttypreaktionen auf Naturlatex unter besonderer Berücksichtigung von Operationshandschuhen. Med Klin 87: 355–363
[70] GARFIN DE, BERS G (1989) Basic aspects of protein blotting. In: BALDO BA, TOVEY ER (eds.) Protein blotting. ER Karger, Tovey, pp 5–42
[71] GEELHOED GW (1988) The pre-Halstedian and post-Halstedian history of the surgical rubber glove. Surg Gyn Obstet 167: 350–356
[72] GLEICH GJ (1982) The late phase of the immunglobulin E-mediated reaction: a link between anaphylaxis and common allergic disease? J Allergy Clin Immunol 70: 160–169
[73] GÖRTZ J, GOOS M (1989) Immediate and late type allergy to latex: contact ur-

ticaria, asthma and contact dermatitis. In: FROSCH PJ, DOOMS-GOOSSENS A, LACHAPELLE JM (eds.) Current topics in contact dermatitis. Springer-Verlag, Berlin, pp 457–459

[74] GÖTERS C, THEISSEN JL, KASTNER H, BRUNNER W (1993) Anaphylaktische Reaktion unter Narkose aufgrund einer kombinierten Latex- und Äthylenoxidallergie. Anästhesiol Intensivmed Notfallmed Schmerzther 28 (5): 326–329

[75] GRANT JBF, DAVIES JD, JONES JV (1975) Starch dermatitis: Evidence of immunogenicity of surgical glove powder in the guinea-pig. Br J Exp Path 56: 396–401

[76] GRÖTSCH W, LEIMBECK R, SONNENSCHEIN B (1992) On the safety of medical products: The detection of endotoxins on sterile gloves. Hyg Med 17: 200–206

[77] GRONEMEYER W, DEBELIC M (1967) Der sogenannte Reibtest, seine Anwendung und klinische Bedeutung. Dermatologica 134: 208

[78] GUILLET MH, MENARD N, GUILLET G (1991) Sensibilisation de contact aux gants en vinyl. A propos d' un cas de polysensibilisation aux gants medicaux. Ann Dermatol Venerol 118: 723–724

[79] HALMEPURO L, VUONTELA K, KALIMO K, BJÖRKSTEN F (1984) Cross-reactivity of IgE antibodies with allergens in birch pollen, fruits and vegetables. Int Arch Allergy Appl Immunol 74: 235–240

[80] HALMEPURO L, LOVENSTEIN H (1985) Immunological investigation of possible structural similarities between pollen antigens in apple, carrot and celery tuber. Allergy 40: 264–272

[81] HAMANN CP (1993) Natural rubber latex protein sensitivity in review. Am J Contact Derm 4: 4–21

[82] HAMANN CP, KICK SA (1993) Update: Immediate and delayed hypersensitivity to natural rubber latex. Cutis 52: 307–311

[83] HANNUKSELA M, LAHTI A (1977) Immediate reactions to fruits and vegetables. Contact Dermatitis 3: 79–84

[84] HANSEN KS (1983) Occupational dermatoses in hospital cleaning women. Contact Dermatitis 9: 343–351

[85] HANSSON C, AGRUP G (1993) Stability of the mercaptobenzothiazole compounds. Contact Dermatitis 28: 29–34

[86] HARVELL J, BASON M, MAIBACH HI (1992) Contact urticaria (Immediate reaction syndrome). Clin Rev Allergy 10: 303–323

[87] HEESE A, PETERS KP, KOCH HU, HORNSTEIN OP (1989) Allergien und Intoleranzreaktionen gegen Latex-Handschuhe im medizinischen Fachbereich. Dtsch Ärztebl 86: 2410–2414

[88] HEESE A, v. HINTZENSTERN J, PETERS KP, KOCH HU (1991) Typ-IV-Allergien gegen Gummihandschuhe – Inzidenz, Allergene, Diagnostik und Therapie. Z Hautk 66: 25–32

[89] HEESE A, v. HINTZENSTERN J, PETERS KP, KOCH HU, HORNSTEIN OP (1991) Allergic and irritant reactions to rubber gloves in medical health services. J Am Acad Dermatol 25: 831–839

[90] HEESE A, PETERS KP, KOCH HU, HORNSTEIN OP (1994) Allergologic evaluation and data on 173 glove-allergic patients. In: MELLSTRÖM GA, WAHLBERG JE, MAIBACH HI (eds.) Protective gloves for occupational use. CRC Press, Boca Raton, pp 185–205

[91] HEESE A, PETERS KP, STAHL J, KOCH HU, HORNSTEIN OP (1995). Häufigkeit und Zunahme von Typ-I-Allergien gegen Gummihandschuhe bei Zahnmedizinstudenten. Hautarzt 46: 15–21

[92] HELANDER I, MÄKELÄ A (1983) Contact urticaria to zinc diethyldithiocarbamate (ZDC). Contact Dermatitis 9: 327–328

[93] HENZGEN M, SCHLENVOIGT G, DIENER C, JÄGER L (1991) Nahrungsmittelallergie bei Frühblüherpollinosis und deren Beeinflussung mittels Hyposensibilisierung. Allergologie 14 (3): 90–94

[94] V. HINTZENSTERN J, HEESE A, KOCH HU, PETERS KP, HORNSTEIN OP (1991) Frequency, spectrum and occupational relevance of type IV allergies to rubber chemicals. A retrospective study from the Department of Dermatology, University of Erlangen-Nuremberg 1/1985–3/1990. Contact Dermatitis 24: 244–252

[95] HJORTH N, ROED-PETERSEN J (1976) Occupational protein contact dermatitis in food handlers. Contact Dermatitis 2: 28–42

[96] HUNT LW (1993) The epidemiology of latex allergy in health care workers. Arch Pathol Lab Med 117: 874–875

[97] IPPEN H, MATHIES V (1970) Die protrahierte Verätzung. Berufsdermatosen 18: 144

[98] JÄGER D, KLEINHANS D, CZUPPON AB, BAUR X (1992) Latex-specific proteins causing immediate-type cutaneous, nasal, bronchial, and systemic reactions. J Allergy Clin Immunol 89: 759–768

[99] JÄGER D, ENGELKE T, RENNERT S, CZUPPON AB, BAUR X (1993) Stufendiagnostik der respiratorischen Latexallergie. Pneumologie 47: 491–496

[100] JONES RT, BUBAK ME, GOSSELIN VA, YUNGINGER JW (1992) Relative latex allergen contents of several commercial latex gloves. J Allergy Clin Immunol 89: 225

[101] KANERVA L, JOLANKI R, ESTLANDER T (1985) Organic pigment as a cause of plastic glove dermatitis. Contact Dermatitis 13: 41–43

[102] KANERVA L, ESTLANDER R, JOLANKI R (1991) Skin testing for immediate hypersensitivity in occupational allergy. In: MENNÉ T, MAIBACH HI (eds.) Exogenous dermatoses, environmental dermatitis. CRC Press, Boca Raton, pp 103–126

[103] KANIWA M, KOJIMA S, NAKAMURA A, KANTOH H, ITOH M, ISHIHARA M (1984) Analysis of antioxidants in commercial rubber gloves and incidence of positive reactions to antioxidants in patch testing. Eisei Kagaku 30: 126–137

[104] KANIWA MA, ISAMA K, NAKAMURA A, KANTOH H, HOSONO K, ITOH M (1994) Identification of causative chemicals of allergic contact dermatitis using a combination of patch testing and chemical analysis. Application to cases from rubber gloves. Contact Dermatitis 30: 26–34

[105] KASSIS V, VEDEL P, DARRE E (1984) Contact dermatitis to methyl methacrylate. Contact Dermatitis 11: 26–28
[106] KELLY KJ, SITLOCK M, DAVIS JP (1991) Anaphylactic reactions during general anesthesia among pediatric patients – United States, January 1990 – January 1991. MMWR 40: 437–443
[107] KELLY KJ, VISWANATH K, ZACHARISEN M, RESNICK A, FINK JN (1993) Skin and serologic testing in the diagnosis of latex allergy. J Allergy Clin Immunol 91: 1140–1145
[108] VAN KETEL WG, VAN DEN BERG WHHW (1984) The problem of the sensitization to dithiocarbamates in thiuram-allergic patients. Dermatologica 169: 70–75
[109] VAN KETEL WG (1984) Contact urticaria from rubber gloves after dermatitis from thiurams. Contact Dermatitis 11: 323–324
[110] KLEINHANS D (1984) Soforttyp-Allergie gegen Latex: Kontakt-Urtikaria und Ekzem. Akt Dermatol 10: 227–228
[111] KNUDSEN BB, LARSEN E, EGSGAARD H, MENNÉ T (1993) Release of thiurams and carbamates from rubber gloves. Contact Dermatitis 28: 63–69
[112] VON KROGH G, MAIBACH HI (1981) The contact urticaria syndrome – an updated review. J Am Acad Dermatol 5: 328–342
[113] KURUP VP, KEVIN JK, RESNICK A, BANSAL NK, FINK JN (1992) Characterization of latex antigen and demonstration of latex-specific antibodies by enzyme-linked immunosorbent assay in patients with latex hypersensitivity. Allergy Proc 13: 329–334
[114] KURUP VP, KUMAR A, KELLY KJ, FINK JN (1993) Characterization of a monoclonal antibody against latex protein associated with latex allergy. J Allergy Clin Immunol 92: 638–643
[115] KWITTKEN PL, BECKER J, OYEFARA B, DANZIGER R, PAWLOWSKI NA, SWEINBERG S (1992) Latex hypersensitivity reactions despite prophylaxis. Allergy Proc 13: 123–127
[116] KWITTKEN PL, PAWLOWSKI NA, DOUGLAS SD, CAMPBELL DE (1992) (abstract) Measurement of human IgG to natural latex proteins: Comparison of flow cytometry and enzyme-linked immunosorbent assays (ELISA). J Allergy Clin Immunol 89: 225
[117] LAGIER F, BADIER M, MARTIGNY J, CHARPIN D, VERVLOET D (1990) Latex as aeroallergen. Lancet 336: 516–517
[118] LAGIER F, VERVLOET D, LHERMET I, POYEN D, CHARPIN D (1992) Prevalence of latex allergy in operating room nurses. J Allergy Clin Immunol 90: 319–322
[119] LAHTI A (1980) Non immunologic contact urticaria. Acta Derm Venerol (Stockh) 60 (Suppl 91): 1–49
[120] LAHTI A, MAIBACH HI (1987) Immediate contact reactions (Contact urticaria syndrome) In: MAIBACH HI (ed.) Occupational and industrial dermatology. 2nd ed., Mosby Year Book, St Louis, pp 32–44
[121] LAHTI A (1992) Immediate contact reactions. In: RYCROFT RJG, MENNÉ T,

Frosch PJ, Benezra C (eds.) Contact Dermatitis. Springer-Verlag, Berlin, Heidelberg, pp 62–74
[122] Lahti A, Turjanmaa K (1992) Prick and use tests with 6 glove brands in patients with immediate allergy to rubber proteins. Contact Dermatitis 26: 259–262
[123] Laidlaw JL, Connor TH, Theiss JC (1984) Permeability of latex and polivinyl chloride gloves to 20 antineoplastic drugs. Am J Hosp Pharm 41: 2618–2623
[124] Lammintausta K, Kalimo K (1985) Sensitivity to rubber. Study with rubber mixes and individual rubber chemicals. Dermatosen 33: 204–208
[125] Laurent J, Malet R, Smiejan JM, Madelenat P, Herman D (1992) Latex hypersensitivity after natural delivery. J Allergy Clin Immunol 89: 779–780
[126] Lavaud F, Cossart C, Reiter V, Bernard J, Deltour G, Holmquist I (1992) Latex allergy in patient with allergy to fruit. Lancet 339: 492–493
[127] Leger RR, Meeropol E (1992) Children at risk: Latex allergy and spina bifida. J Pediatr Nursing 7: 371–376
[128] Leimgruber A, Mosimann B, Claeys M, Seppey M, Jaccard Y et al. (1991) Clinical evaluation of a new in-vitro assay for specific IgE, the immuno CAP system. Clin Exp Allergy 21: 127–131
[129] Leynadier F, Pecquet C, Dry J (1989) Anaphylaxis to latex during surgery. Anaesthesia 44: 547–550
[130] Leynadier F, Dry J (1991) Allergy to latex. Clin Rev Allergy 9: 371–377
[131] Leynadier F, Xuan TT, Dry J (1991) Allergenicity suppression in natural latex surgical gloves. Allergy 46: 619–625
[132] Li TH (1973) Interference by detergents, chelating agents, and buffers with the Lowry protein determination. Anal Biochem 52: 517–521
[133] Lichtenstein LM, Osler HG (1964) Studies on the mechanism of hypersensitivity phenomena. Histamin release from human leucocytes by ragweed pollen antigen. J Exp Med 120: 507–530
[134] Light DR, Dennis MS (1989) Rubber elongation factor from Hevea brasiliensis. J Biol Chem 264: 18608–18617
[135] Logan RA, White IR (1988) Carbamix is redundant in the patch test series. Contact Dermatitis 18: 303–304
[136] Lowry OH, Rosebrough NJ, Farr AL, Randall RJ (1951) Protein measurement with the Folin phenol reagent. J Biol Chem 193: 265–275
[137] Mäkinen-Kiljunen S, Turjanmaa K, Palosuo T, Reunala T (1992) Characterization of latex antigens and allergens in surgical gloves and natural rubber by immunoelectrophoretic methods. J Allergy Clin Immunol 90: 230–235
[138] Mäkinen-Kiljunen S, Reunala T, Turjanmaa K, Cacioli K (1993) Is cows' milk casein an allergen in latex-rubber gloves? Lancet 342: 863–864
[139] Marcos C, Lazaro M, Fraj J (1991) Occupational asthma due to latex surgical gloves. Ann Allergy 67: 319–323
[140] Masmoudi ML, Lachapelle JM (1987) Occupational dermatitis to dihydro-

xydiphenyl and diphenylthiourea in neoprene gloves. Contact Dermatitis 16: 290–291
[141] Maso MJ, Goldberg DJ (1990) Contact dermatoses from disposable glove use: a review. J Am Acad Dermatol 23: 733–737
[142] Van der Meeren HLM, van Erp PEJ (1986) Life-threatening contact urticaria from glove powder. Contact Dermatitis 14: 190–191
[143] Meeropol E, Leger R, Frost J (1993) Latex allergy in patients with myelodysplasia and in health care providers: A double Jeopardy. Urologic Nursing 13: 39–44
[144] Mellström GA, Boman AS (1994) Gloves: Types, materials, and manufacturing. In: Mellström GA, Wahlberg JE, Maibach HI (eds.) Protective gloves for occupational use. CRC Press, Boca Raton, pp 21–35
[145] Milcovic-Kraus S (1992) Glove powder as a contact allergen. Contact Dermatitis 26:198
[146] Moneret-Vautrin DA, Laxenaire MC, Bavoux F (1990) Allergic shock to latex and ethylene oxide during surgery for spina bifida. Anesthesiology 73: 556–558
[147] Moneret-Vautrin DA, Beaudouin E, Widmer S, Mouton C, Kanny G (1993) Prospective study of risk factors in natural rubber latex hypersensitivity. J Allergy Clin Immunol 92: 668–677
[148] Morales C, Basomba A, Carreira J et al. (1989) Anaphylaxis produced by rubber glove contact. Case reports and immunological identification of the antigens involved. Clin Exp Allergy 19: 425–430
[149] Moursiden HT, Faber O (1973) Penetration of protective gloves by allergens and irritants. Trans St John's Hosp Dermatol Soc 59: 1
[150] Munksgaard EC (1992) Permeability of protective gloves to (di)methacrylates in resinous dental materials. Scand J Dent Res 100 (3): 189
[151] Najem N, Hull D (1989) Langerhans cells in delayed skin reactions to inhalant allergens in atopic dermatitis- an electron microscopic study. Clin Exp Dermatol 14: 218–222
[152] Nilsson E, Mikaelsson B, Andersson S (1985) Atopy, occupation and domestic work as risk factors for hand eczema in hospital workers. Contact Dermatitis 13: 216–223
[153] Nutter AF (1979) Contact urticaria to rubber. Br J Dermatol 101: 597–598
[154] Ownby DR, Tomlanovich M, Sammons N, McCullough J (1991) Anaphylaxis associated with latex allergy during barium enema examinations. Am J Roentgenol 156: 903–908
[155] Ownby DR (1993) Is rubber elongation factor the major allergen of latex? J Allergy Clin Immunol 92: 633–635
[156] Ownby DR, McCullough J (1993) Testing for latex allergy. J Clin Immunoassay 16: 109–113
[157] Pecquet C, Leynadier F, Dry J (1990) Contact urticaria and anaphylaxis to natural latex. J Am Acad Dermatol 22: 631–633

[158] Pegum JS (1979) Penetration of protective gloves by epoxy resin. Contact Dermatitis 5: 281–283
[159] Peiro SA, Kulander L, Eriksson Ö (1990) Quantitative determination of endotoxins on surgical gloves. J Hosp Infect 16: 167–172
[160] Pelikan Z, Pelikan M, Kruis M, Berger MPF (1986) The immediate asthmatic response to allergen challenge. Ann Allergy 56: 252–260
[161] Pelikan Z, Pelikan-Filipek M (1986) The late asthmatic response to allergen challenge – Part I. Ann Allergy 56: 414–420
[162] Pelikan Z, Pelikan-Filipek M (1986) The late asthmatic response to allergen challenge – Part II. Ann Allergy 56: 421–435
[163] Pons-Guiraud A (1992) Réaction anaphylactique inhabituelle au latex. Nouv Dermatol 11: 219–221
[164] Rademaker M, Forsyth A (1989) Carba mix: a useful indicator of rubber sensitivity. In: Frosch PJ, Dooms-Goossens A, Lachapelle JM, Rycroft RJG, Scheper RJ (eds.) Current topics in contact dermatitis. Springer-Verlag, New York, pp 136–139
[165] M'Raihi L, Charpin D, Pons A, Bongrand P, Vervloet D (1991) Cross-reactivity between latex and banana. J Allergy Clin Immunol 87: 129–130
[166] Rankin KV, Jones DL, Rees TD (1993) Latex glove reactions found in a dental school. J Am Dent Assoc 124: 67–71
[167] Rich P, Belozer ML, Norris P, Storrs FJ (1991) Allergic contact dermatitis to two antioxidants in latex gloves: 4,4-thiobis (6-tert-butyl-meta-cresol) (Lowinox 44S36) and butylhydroxyanisole. Allergen alternatives for glove-allergic patients. J Am Acad Dermatol 24: 37–43
[168] Ring J (ed.) (1988) Angewandte Allergologie. 2nd ed, MMV Medizin Verlag München, München
[169] Rodriguez M, Vega F, Garcia MT, Panizo C, Laffond E, Montalvo A (1993) Hypersensitivity to latex, chestnut, and banana. Ann Allergy 70: 31–34
[170] Rycroft RJG, Menné T, Frosch PJ, Benezrac (eds.) Textbook of Contact Dermatitis. Springer-Verlag, Berlin, Heidelberg, New York, 1992
[171] Salkie ML (1993) The prevalence of atopy and hypersensitivity to latex in medical laboratory technologists. Arch Pathol Lab Med 117: 897–899
[172] Schmidt W (ed.) Angewandte Lungenfunktionsprüfung. 1. Aufl, Dustri-Verlag Dr. Karl Feistle, München-Deisenhofen, 1992
[173] Schulz KH, Fuchs T (1993) Epikutantest. In: Fuchs E, Schulz KH (eds.) Manuale allergologicum, Dustri-Verlag Deisenhofen, 4 (4): 1–39
[174] Schwartz HA, Zurowski D (1993) Anaphylaxis to latex in intravenous fluids. J Allergy Clin Immunol 92 (2): 358–359
[175] Seaton A, Cherrie B, Turnbull J (1988) Rubber glove asthma. Br Med J 296: 531–532
[176] Seggev JS, Mawhinney TP, Yunginger JW, Braun SR (1990) Anaphylaxis due to cornstarch surgical glove powder. Ann Allergy 65: 152–155

[177] Seifert HU, Wahl R, Vocks E, Borelli S, Maasch HJ (1987) Immunglobulin E-vermittelte Kontakturtikaria bzw. Asthma bronchiale durch Latex-enthaltende Haushaltsgummihandschuhe. Dermatosen 35: 137–139
[178] Shield SW, Blaiss MS (1992) Prevalence of latex sensitivity in children evaluated for inhalant allergy. Allergy Proc 13: 129
[179] Shmunes E, Darby T (1984) Contact dermatitis due to endotoxin in irradiated latex gloves. Contact Dermatitis 10: 240–244
[180] Singgih SIR, Lantinga H, Nater JP, Kruyt-Gasperz JA (1986) Occupational hand dermatoses in hospital cleaning personnel. Contact Dermatitis 14: 14–19
[181] Slater JE (1989) Rubber anaphylaxis. N Engl J Med 17: 1126–1130
[182] Slater JE, Mostello LA, Shaer C, Honsinger RW (1990) Type I hypersensitivity to rubber. Ann Allergy 65: 411–414
[183] Sondheimer JM, Pearlman DS, Bailey WC (1989) Systemic anaphylaxis during rectal manometry with a latex balloon. Am J Gastroenterol 84: 975–977
[184] Song M, Degreef H, De Maubeuge J, Dooms-Goossens A, Oleffe J (1979) Contact sensitivity to rubber additives in Belgium. Dermatologica 158: 163–167
[185] Spaner D, Dolovich J, Tarlo S, Sussman G, B8uttoo K (1989) Hypersensitivity to natural latex. J Allergy Clin Immunol 83: 1135–1137
[186] Stern G (1927) Überempfindlichkeit gegen Kautschuk als Ursache von Urtikaria und Quinckeschem Ödem. Klin Wochenschr 6: 1096–1097
[187] Storrs FJ (1984) Permanent wave contact dermatitis: contact allergy to glyceryl monothioglycolate. J Am Acad Deramatol 11: 74–85
[188] Sussman G, Tarlo S, Dolovich J (1991) The spectrum of IgE-mediated responses to latex. JAMA 265: 2844–2847
[189] Sussman GL (1992) Safety of latex prick testing in allergic patients, In reply. JAMA 267: 2603
[190] Swanson MC, Bubak ME, Hunt LW, Reed CE (1992) Occupationally respiratory allergic disease from latex. J Allergy Clin Immunol 89: 329
[191] Tarlo SM, Wong L, Roos J, Booth N (1990) Occupational asthma caused by latex in a surgical glove manufacturing plant. J Allergy Clin Immunol 85: 626–631
[192] Taylor JS (1986) Rubber. In: Fisher AA (ed.) Contact Dermatitis. 3rd ed., Lea & Febiger, Philadelphia, pp 603–643
[193] Taylor JS, Cassettari J, Wagner W, Helm T (1989) Contact urticaria and anaphylaxis to latex. J Am Acad Dermatol 21: 874–877
[194] Themido R, Brandão FM (1984) Contact allergy to thiurams. Contact Dermatitis 10: 251
[195] Tomazic VJ, Withrow TJ, Fisher BR, Dillard SF (1992) Latex-associated allergies and anaphylactic reactions. Clin Immunol Immunopathol 64: 89–97

[196] Tosti A, Meling M, Bardazzi F (1988) Contact Dermatitis due to glyceryl monothioglycolate. Contact Dermatitis 19: 71–72
[197] Turjanmaa K (1987) Incidence of immediate allergy to latex gloves in hospital personnel. Contact Dermatitis 17: 270–275
[198] Turjanmaa K, Laurila K, Mäkinen-Kiljunen S, Reunala T (1988) Rubber contact urticaria. Allergenic properties of 19 brands of latex gloves. Contact Dermatitis 19: 362–367
[199] Turjanmaa K, Reunala T (1988) Contact urticaria from rubber gloves. Dermatol Clin 6: 47–51
[200] Turjanmaa K, Reunala T, Räsänen L (1988) Comparison of diagnostic methods in latex surgical glove contact urticaria. Contact Dermatitis 19: 241–247
[201] Turjanmaa K, Reunala T, Tuimala R, Kärkkäinen T (1988) Allergy to latex gloves: unusual complication during delivery. BMJ 297: 1029
[202] Turjanmaa K, Rasanen L, Lehto M, Mäkinen-Kiljunen S, Reunala T (1989) Basophil histamine release and lymphocyte proliferation tests in latex contact urticaria. In vitro tests in latex contact urticaria. Allergy 44: 181–186
[203] Turjanmaa K, Reunala T (1989) Latex-contact urticaria associated with delayed allergy to rubber chemicals. In: Frosch PJ, Dooms-Goossens A, Lachapelle JM, Rycroft RJG, Scheper RJ (eds.) Current topics in contact dermatitis. Springer-Verlag, Berlin, Heidelberg, pp 460–464
[204] Turjanmaa K, Reunala T (1989) Condoms as a source of latex allergen and cause of contact urticaria. Contact Dermatitis 20: 360–364
[205] Turjanmaa K, Reunala T, Alenius H, Brummer-Korvenkontio H, Palosuo T (1990) Allergens in latex surgical gloves and glove powder. Lancet 336: 1588
[206] Vage DI, Garred T, Lea T, Mollnes TE (1990) Eluable factors from latex-containing materials activate complement and inhibit cell proliferation. Complement Inflamm 7: 63–70
[207] Viana I, Brandão FM (1988) As luvas como factor de agrovamento de algumas dermatoses profissionalis. Trab Soc Port Dermatol Venerol 46: 85
[208] Waegemaeker TH, Seutter E, den Arend JA (1983) Permeability of surgeons'gloves to methyl methacrylate. Acta Orthop Scand 54: 790–795
[209] Wall LM (1980) Nickel penetration through rubber gloves. Contact Dermatitis 6: 461–463
[210] Warpinski JR, Folgert J, Cohen M, Bush RK (1991) Allergic reaction to latex: a risk factor for unsuspected anaphylaxis. Allergy Proc 12: 95–102
[211] White IR (1988) Dermatitis in rubber manufacturing industries. Dermatol Clin 6:53–59
[212] White L (1994) Allergy challenges latex markets. Eur Rubber J 1: 20–22
[213] Wrangsjö K, Wahlberg JE, Axelsson JGK (1988) IgE-mediated allergy to natural rubber in 30 patients with contact urticaria. Contact Dermatitis 19: 264–271

[214] Wrangsjö K, Osterman K, van Hage-Hamsten M (1994) Glove-related skin symptoms among operating theatre and dental care unit personnel (I). Interview investigation. Contact Dermatitis 30: 102–107
[215] Wrangsjö K, Osterman K, van Hage-Hamsten M (1994) Glove-related skin symptoms among operating theatre and dental care unit personnel (II). Clinical examination, tests and laboratory findings indicating latex allergy. Contact Dermatitis 30: 139–143
[216] Wyss M, Elsner P, Wüthrich B, Burg G (1993) Allergic contact dermatitis from natural latex without contact urticaria. Contact Dermatitis 28: 154–156
[217] Yassin MS, Sanyurah S, Lierl MB, Fischer TJ, Oppenheimer S (1992) Evaluation of latex allergy in patients with meningomyelocele. Ann Allergy 69: 207–211
[218] Young MC, Osleeb C, Slater J (1992) Latex and banana anaphylaxis. J Allergy Clin Immunol 89: 226
[219] Yunginger JW, Jones RT, Fransway AF, Kelso JM, Warner MA, Hunt LW (1994) Extractable latex allergens and proteins in disposable medical gloves and other rubber products. J Allergy Clin Immunol 93: 836–842
[220] Yusof F, Yeang HY (1992) Quantitation of proteins from natural rubber latex gloves. J Nat Rubb Res 7(3): 206–218
[221] Zoltan MAJ, Berky T, Lucianc WJ, James WD (1992) Latex glove allergy. A survey of the US army dental corps. JAMA 268: 2695–2697
[222] De Zotti R, Larese F, Fiorito A (1992) Asthma and contact urticaria from latex gloves in a hospital nurse. Br J Indust Med 49: 596–598
[223] Zugerman CH (1981) Allergy to zinc dimethyldithiocarbamate in rubber gloves. Contact Dermatitis 7: 337–338

Anhang

Materialien in medizinischen Einmalhandschuhen

Bezeichnung	Abkürzung	Handelsname	Chemische Zusammensetzung
Naturgummi, Natural rubber, Naturkautschuklatex, Natural rubber latex, Naturlatex, Naturkautschuk	NR		cis-1,4-Polyisopren
Kunstgummihandschuhe (Synthesekautschuk)			
Chloropren	CR	Neoprene®	Polychloropren
Nitrilkautschuk, Acrylnitril-Butadien-Kautschuk	NBR	–	Acrylnitril-Butadien-Copolymer
Styrol-Butadien-Kautschuk	SBR	–	Styrol-Butadien-Copolymer
Styrol-Butadien-Styrol/Styrol-Isopren-Styrol-Kautschuk	SBS/SIS	–	Styrol-Butadien-Styrol-Copolymer/Styrol-Isopren-Styrol-Copolymer
Kunststoffhandschuhe			
Polyethylen	PE	–	Polyethylen
Vinyl Polyvinylchlorid	PVC	–	Polyvinylchlorid
Ethylen-methylmethacrylat-Copolymer	EMA	–	Ethylen-methylmethacrylat-Copolymer
Styrol-Ethylen-Butylen-Styrol	SEBS	Tactylon™	Styrol-Ethylen-Butylen-Styrol
Schichtweise: Polyethylen, Ethylenvinylalkohol-Copolymer, Polyethylen	PE, EVAL, PE	–	Polyethylen, Ethylenvinylalkohol-Copolymer, Polyethylen

Klassifikation allergischer Grundreaktionen modifiziert nach Coombs und Gell [42]

Reaktionstyp	Antikörpertyp Zelltyp	Reaktionsmechanismus	Reaktionszeit bei sensibilisierten Patienten	Beispiele allergischer Erkrankungen
Humorale antikörpervermittelte Reaktionen (Allergische Reaktionen vom Soforttyp)				
Typ I (*Anaphylaktische Reaktion*)	IgE (IgG)	nicht präzipitierende, nicht komplementinduzierende Reagine fixiert auf Mastzellen und basophilen Leukozyten reagieren mit exogenen Allergenen (meist Proteine)	Sekunden bis wenige Stunden	Anaphylaktischer Schock Urtikaria Quincke-Ödem Rhinits allergica Konjunktivitis allergica Asthma bronchiale allergicum gastrointestinale Sofortreaktionen
Typ II (*zytotoxische Reaktion*)	IgM (IgA, IgG)	Antikörper reagieren mit der Zellmembran oder anders fixierten Antigenen unter Komplementaktivierung	wenige Stunden	Immunhämolytische Anämie thrombozytopenische Purpura Agranulozytose
Typ III (*Immunkomplexreaktionen*)				
Arthus-Typ	IgG, IgA, IgM	Antikörper bilden mit Antigenen unter Komplementbindung lösliche Immunkomplexe	einige Minuten bis Stunden (maximale Reaktion meist nach 6 h)	lokale Arthus-Reaktion Vasculitis allergica postinfektiös-allergische Alveolitis (Taubenzüchter-, Farmerlunge)
Serumkrankheitstyp	IgG, IgA, IgM	Antikörper bilden mit Antigenen unter Komplementbindung lösliche Immunkomplexe	4–14 Tage, meist am 9. Tag, neu gebildete Antikörper reagieren mit noch vorhandenen Allergenen	Serumkrankheit Arzneireaktionen (besonders Depotpenicilline)

Reaktionstyp	Antikörpertyp Zelltyp	Reaktionsmechanismus	Reaktionszeit bei sensibilisierten Patienten	Beispiele allergischer Erkrankungen
Nicht humorale, zellvermittelte Reaktionen (allergische Reaktionen vom Spättyp) *Typ IV*				
Tuberkulintyp	Spezifisch sensibilisierte T-Lymphozyten in der Dermis	Spezifisch sensibilisierte T-Lymphozyten reagieren mit exogenen oder endogenen Antigenen (Allergenen)	Stunden bis wenige Tage (meist innerhalb von 24 h)	Tuberkulose, Lepra, Schistosomiase, best. Pilzinfektionen u.a.
Ekzemtyp	Langerhans-Zellen; spezifisch sensibilisierte T-Lymphozyten	Spezifisch sensibilisierte T-Lymphozyten reagieren mit exogenen oder hämatogen an die Haut gelangten Kontaktallergenen	Stunden bis wenige Tage (meist innerhalb von 48 h)	allergisches Kontaktekzem (auch nach hämatogener Auslösung) manche allergischen Arzneiexantheme

Gegenstände des täglichen Lebens, die Natur-Latex enthalten können

Haushalt und Freizeit	im medizinischen Bereich
Automatten	Ambu-Beutel
Bettmatratzen	Beatmungsmasken
Dichtungen für Autos, Türen, Fenster	Beatmungsschläuche
Dichtungsringe	Blutdruckmanschetten
Elektrokabel	Dekubitusringe
Gummibälle	Diaphragma
Gummibänder	Fingerlinge
Gummistiefel/-schuhe	Gummibänder der OP-Gesichtsmasken
Gummiunterlagen	Gummiringe an EKG-Elektroden
Haushaltshandschuhe	Gummiunterlagen
Klebebänder	Ileostomiebeutel
Klebegummierung von Briefmarken	Infusionsbestecke
Klebegummierung von Briefumschlägen	Infusionsflaschen (Verschlußkappen)
Kompressionsbinden/-strümpfe	Kieferorthopädische Spanngummis
Kondome	Kofferdam (Dentaldam)
Luftballons	Kompressionsbinden/-strümpfe
Luftmatratzen	Latex-Ballonkatheter (arteriell, venös)
Pessare	Latex-Blasenkatheter
Radiergummi	Nasopharyngeal-, Oropharyngealtuben
Reifen	OP- und Untersuchungshandschuhe
Sauger von Babyflaschen	OP-Schuhe
Schlauchboote	Perfusorspritzen
Schnuller	Pflaster
Skibrillen	Rendell-Baker-Masken
Tauchausrüstung	Tourniquets
Taucherbrillen	Trachealtuben
Teppichbodenbeschichtung	Urinbeutel (Gummihalterung)
Turnschuhe	Wunddrainagen
Wärmflaschen	Zahnkeile
	Zubehör für Kolon-Kontrastdarstellungen

Kein Naturlatex ist enthalten in
Latexfarben
Gummibärchen

Aktuelle Listen medizinischer Einmalhandschuhe aus Naturlatex (puderfrei), Kunstgummi und Kunststoff (Stand 5/1997)

a: Ungepuderte Latex-Operationshandschuhe
b: Ungepuderte Latex-Untersuchungshandschuhe
c: Latexfreie Operationshandschuhe
d: Latexfreie Untersuchungshandschuhe
e: Hersteller-/Vertriebsadressen

Proteingehalte von Einmalhandschuhen wurden nach der modifizierten Lowry-Methode und mit HPLC in der Dermatologischen Universitätsklinik Erlangen bestimmt. Die HPLC-Methode ist zuverlässiger, da verschiedene Inhaltsstoffe der Handschuhe die Lowry-Methode unter Umständen stören. Hieraus lassen sich divergente Meßergebnisse beider Methoden bei einzelnen Handschuhen erklären.

Die vorliegende Handschuhliste erhebt keinen Anspruch auf Vollständigkeit.

a. Ungepuderte Latex-Operationshandschuhe

Hersteller, Vertrieb	Handschuh	Lot No.	Proteingehalt (µg/g Latex)		Akzeleratoren nach Herstellerangaben			Preis (DM)[1] pro Paar	Preisart
			mod. Lowry	HPLC	Thiurame	Dithiocarba-mate	Benzo-thiazole		
Allegiance	Triflex puderfrei	96F16APG	<10	13,8	○	●	●	1,70–2,50	S
AMPri	Absogel steril	B60530	<10	15,2	○	●	●	1,25–1,85	S
Ansell	NuTex DermaShield	A138-24B	<10	<10	○	●	○	1,80	L
Beiersdorf	Manex puderfrei	52440001	10,0	12,3	○	●	●	3,83	L
Johnson & Johnson	Micro-Touch pf	F 04846	25,6	10,4	○	●	●	1,75	D
Hartmann	Peha-gel	5752353N	279	54,4	○	●	○	1,60	D
Kemwell	Glovel-GX	050196	30,9	22,8	○	●	●	1,29	D
Regent Hospital	Biogel Standard	96B037	15,8	14,1	○	●	○	2,95	L
Safeskin	Safeskin 2000	7096-A30C	<10	17,9	○	●	○	1,80	L
Semperit/Rauscher	Supreme	6E7	18,8	18,8	○	●	●	1,20	D
Unigloves	Unigloves OP pf	14320275	<10	10,7	○	●	○	0,95	D

○ nicht enthalten   ● enthalten

[1] Für Klinikbedarf (Preisstaffelung nach Mengenabnahme)   D Durchschnittspreis   L Listenpreis   S Preisspanne
[2] Anatomisch

Anhang

b. Ungepuderte Latex-Untersuchungshandschuhe (AQL[3] ≤ 1,5)

Hersteller, Vertrieb	Handschuh	Lot No.	Proteingehalt (μg/g Latex) mod. Lowry	Proteingehalt (μg/g Latex) HPLC	Akzeleratoren nach Herstellerangaben Thiurame	Akzeleratoren nach Herstellerangaben Dithocarbamate	Akzeleratoren nach Herstellerangaben Benzothiazole	Preis (DM)[1] pro 100 Stück	Preisart
Allegiance	Flexam puderfrei	PGJ6J522	<10	25,4	○	●	●	8,50–12,00	S
Ansell	No Powder	512361304	20,9	12,5	●	●	○	9,00	L
Augustus	Augustus Gel	B 60603	12,2	36,7	○	●	●	45,00	L
Beiersdorf	Glovex Latex puderfrei	60153001 X	10,6	28,0	○	●	●	27,00	L
Dahlhausen	Latex-Einmalhandschuh	605262	<10	10,7	○	●	○	8,40	D
Hartmann	peha soft puderfrei	1533442	<10	39,8	○	●	○	7,60	D
Johnson & Johnson	Micro-Touch UHS	5274	15,3	14,8	○	●	○	10,00	D
Meditrade	Gentle Skin	50109343	14,8	<10	○	●	○	8,80	D
Meditrade	Gentle Skin Anatom	30331212	14,5	28,9	○	●	○	67,50	D
Mölnlycke	Glads puderfrei	960206	<10	16,3	○	●	○	9,00–12,00	S
Regent Hospital	Biogel Diagnostic[2]	94235	20,3	16,0	○	●	○	147,50	L
Sänger	Prima Latex puderfrei	2343723	<10	23,6	○	●	○	7,00	L
Safeskin	PFE-puderfrei	A5116E5610	44,2	33,0	○	●	○	10,90	D
Safeskin	Satin Plus	A5116E7372	<10	19,7	○	●	●	8,60	D
Semperit/Rauscher	Sempermed puderfrei	10C5CT15	12,7	23,8	○	●	●	9,00	D
Semperit/Rauscher	Sempermed pf inner coating	119699990001	41,9	51,3	○	●	●	12,00	D
Sonnheim Medikal	Rogu-comfort	960901	26,0	24,0	○	●	○	7,80	D
Ulma	Ulma Happy Skin	7010	<10	19,7	○	●	○	7,00–11,50	S
Unigloves	Absogel unsteril[2]	B50309	17,5	33,7	○	●	●	50,00	L
Unigloves	Unigloves pf	S4606	<10	25,2	○	●	●	8,50	D

[1] Für Klinikbedarf (Preisstaffelung nach Mengenabnahme)
[2] Anatomisch
[3] Acceptable quality level

○ nicht enthalten ● enthalten D Durchschnittspreis L Listenpreis S Preisspanne

c. Latexfreie Operationshandschuhe

Hersteller, Vertrieb	Handschuh	Material	Akzeleratoren nach Herstellerangaben				Puder	Preis (DM)[1] pro Paar	Preis-art
			Thiurame	Dithiocarbamate	Benzothia-zole	Thioharn-stoffe			
Allegiance	Duraprene	Neoprene	O	●	O	O	●	5,50–8,00	S
Ansell	Derma Prene	Neoprene	O	O	O	●	●	6,50	L
Beiersdorf	Manex Neoderm	Styrol-Ethylen-Butylen-Styrol	O	O	O	O	●	9,98	L
Johnson & Johnson	Allergard	Styrol-Ethylen-Butylen-Styrol	O	O	O	O	●	6,00	D
Hartmann	Peha-taft syntex	Styrol-Butadien/Styrol-Isopren	O	●	O	O	●	2,65	D
Maxxim	Neolon	Neoprene	O	●	O	O	●	6,70	L
Medimex	Sympren	Styrol-Butadien	O	●	O	O	●	5,30	D
Regent Hospital	Neotech	Neoprene	O	O	O	O	O	8,00	L
Thiele	Elastyren	Styrol-Butadien	O	●	O	O	●	4,99–5,45	S

[1] Für Klinikbedarf (Preisstaffelung nach Mengenabnahme)
[2] Anatomisch

O nicht enthalten   ● enthalten   D Durchschnittspreis   L Listenpreis   S Preisspanne

d. Latexfreie Untersuchungshandschuhe (AQL^3 ≤ 1,5)

Hersteller, Vertrieb	Handschuh	Material	Akzeleratoren nach Herstellerangaben				Puder	Preis (DM)^1 pro 100 Stück	Preisart
			Thiurame	Dithiocarbamate	Benzothiazole	Thioharnstoffe			
Ansell Edmont	Touch N Tuff	Nitrilkautschuk	○	○	●	○	●	27,15	L
Beiersdorf	Glovex neoderm	Styrol-Ethylen-Butylen-Styrol	○	○	○	○	●	145,90	L
Beiersdorf	Dispex (steril)	Polyethylen	○	○	○	○	●	46,45	L
Beiersdorf	Dispex (unsteril)	Polyethylen	○	○	○	○	●	18,78	L
Best	N-DEX® (24 cm)	Nitrilkautschuk	○	○	●	○	○	25,00–31,00	S
Best	N-DEX® (24 cm)	Nitrilkautschuk	○	○	●	○	○	32,00–40,00	S
Best	N-DEX® (27 cm)	Nitrilkautschuk	○	○	●	○	○	38,00–48,00	S
Best	N-DEX® (27 cm)	Nitrilkautschuk	○	○	●	○	○	45,00–57,00	S
Dahlhausen	Vinylhandschuhe	PVC	○	○	○	○	○	14,00	D
Johnson & Johnson	Ethiparat (steril)	Polyethylenmethylmethacrylat	○	○	○	○	●	13,00	D
Johnson & Johnson	Ethiparat (unsteril)	Polyethylenmethylmethacrylat	○	○	○	○	●	8,00	D
Maxxim	SensiCare	PVC	○	○	○	○	○/●	10,80/10,40	L
Meditrade	Vinylhandschuhe	PVC	○	○	○	○	○/●	13,20/7,40	D
Roeko	Rexam non latex	Nitrilkautschuk	○	●	●	○	●	45,00–50,00	S
Safety 4/Schwan	4 H (steril)	PE-EVAL-PE	○	●	●	○	○	600,00	L
Safety 4/Schwan	4 H (unsteril)	PE-EVAL-PE	○	○	○	○	○	600,00	L
Thiele	Elastyren unsteril	Styrol-Butadien	○	●	○	○	●	139,00–187,50	S

○ nicht enthalten
● enthalten

^{1} Für Klinikbedarf (Preisstaffelung nach Mengenabnahme)
^{2} Anatomisch
^{3} Acceptable quality level

D Durchschnittspreis   L Listenpreis   S Preisspanne

e. Hersteller-/Vertriebsadressen

Allegiance GmbH	Postfach 202429	80024 München
AMPri Handeslges. mbH	Postfach 3220	21210 Seevetal
Ansell Edmont	Postfach 1303	73050 Eislingen/Fils
Ansell GmbH	Stahlgruberring 3	81829 München
Augustus Vertriebs GmbH	Friedberger Straße 71	86161 Augsburg
Beiersdorf AG	Unnastraße 48	20253 Hamburg
Best Manufacturing Europe	Kontichsesteenweg 67/1	B-2630 Aartselaar
P-J. Dahlhausen GmbH	Emil-Hoffmann-Str. 53	50996 Köln
Paul Hartmann AG	Paul-Hartmann-Straße	89522 Heidenheim
Johnson & Johnson GmbH	Postfach 1680	22806 Norderstedt
Kemwell	Alter Steinweg 10	20459 Hamburg
Dr. K. Korsing GmbH	Robert Perthel Str. 38	50739 Köln
Maxxim	Lederstraat 1	NL-5223 AW's Hertogenbosch
Medimex GmbH	Postfach 701260	22012 Hamburg
Meditrade	Thierseestr. 196	83088 Kiefersfelden
SCA Mölnlycke	Postfach 104	40701 Hilden
Rauscher & Co.	Dieselstraße 12	85386 Eching
Regent Hospitalprodukte	Am Woltershof 46	41066 Mönchengladbach
Roeko GmbH & Co	Raiffeisenstraße 30	89122 Langenau
Carl Roth GmbH & Co	Postfach 211162	76161 Karlsruhe
Sänger GmbH	Buchenbacher Straße 20	74673 Mulfingen-Berndshofen
Safeskin Deutschland	Lohweg 27	85375 Neufahrn
Safety 4 A/S	95 Lundtoftegaardsvej	DK-2800 Lyngby
Schwan GmbH	Postfach 120 368	41721 Viersen
Semperit GmbH	Modecenterstraße 22	A-1031 Wien
Sonnheim Medikal GmbH	Ernst-Thälmann-Allee 37	07937 Zeulenroda
Thiele GmbH	Postfach 1345	22860 Schenefeld
Ulma GmbH & Co.	Einsteinstraße 60	89077 Ulm
Unigloves GmbH	Amperstraße 24	53844 Troisdorf

Ergänzende Aspekte seit 1995

Der Anstieg von Typ-I-Allergien gegen Latexhandschuhe stellt seit Jahren eine erhebliche berufsdermatologische Herausforderung dar, zumal ca.10% der Angestellten in medizinischen Berufen betroffen sind. Eine 1997 bundesweit durch die Berufsgenossenschaft für Gesundheitsdienst und Wohlfahrtspflege (als Versicherungsträger für medizinische Berufe) erfolgende Aufklärungskampagne über wesentliche Aspekte der Naturlatex-Allergien akzentuiert die vorrangige Bedeutung dieses Themas in den letzten Jahren. Im folgenden Kapitel werden neueste Informationen über Allergien gegen Naturlatex-Handschuhe gegeben.

1
Klinik und Epidemiologie allergischer Reaktionen gegen Naturlatex-Handschuhe in Erlangen 1989-1996

Ein juckendes Erythem an den Handrücken im Bereich von Latexhandschuhen kann sowohl Ausdruck einer allergischen als auch einer ausschließlich irritativen Reaktion sein und bedarf in jedem Fall einer präzisen allergologischen Diagnostik. Handschuhbedingte Irritationen der Haut werden hervorgerufen durch Okklusionseffekte der häufig mehrstündig getragenen Latexhandschuhe (Schweißentwicklung) und durch physikalische oder chemische Eigenschaften des Handschuhpuders (mechanisch-irritative Effekte, Alkalisierung des pH-Wertes durch Zugabe von Magnesiumoxid, siehe S. 82–87). Angehörige medizinischer Berufe sind prädisponiert für die Entwicklung von Hautirritationen durch Latexhandschuhe insbesondere bei Vorbestehen subtoxisch-kumulativer Ekzeme (sogenannte Abnutzungsekzeme), die durch häufige Anwendung von Desinfektionsmitteln bei unzureichendem Hautschutz (seltene Anwendung von Hautschutzsalben) hervorgerufen werden.

Auskunft über den Stellenwert von allergischen im Vergleich zu irritativen Hautreaktionen durch Latexhandschuhe geben unsere Untersuchungen von 1335 Patienten, die zur Abklärung Handschuh-bedingter Rötungen in unsere Allergieabteilung kamen. In 48% der Fälle zeigten sich allergische Reaktionen und bei 52% ausschließlich irritative Hautreaktionen (*Abb. A1*). Entsprechend der seit Jahren international registrierbaren hohen Zunahme der Typ-I-Allergien gegen Naturlatex konnten bei 71,9% der Handschuhallergiker (n=641) Soforttyp-Allergien gegen Naturlatex als ausschließlich verantwortliche Auslöser identifiziert werden (Abb. A2). Dagegen waren von 1989 bis 1996 Typ-IV-Allergien gegen Gummiinhaltsstoffe nur noch in 21,1% alleinige Ursachen der Handschuhallergien, und in 7% der

Fälle lagen kombinierte Typ-I- und Typ-IV-Allergien gegen Handschuhbestandteile vor (*Abb. A2*). Dieser seit 1993/1994 zu verzeichnende rückläufige Trend der Typ-IV- im Vergleich zu Typ-I-Allergien gegen Latexhandschuhe ist sehr wahrscheinlich auf den weitgehenden Verzicht der allergologisch hochpotenten Thiurame als ehemalige Hauptallergene in medizinischen Einmalhandschuhen aus Naturlatex zurückzuführen.

Unter den Soforttyp-Allergien gegen Naturlatex zeigte sich in den letzten Jahren ein besorgniserregender Trend zu schweren, generalisierten Formen der Latexallergien ab, die mit Haut- und Schleimhautsymptomen einhergehen (Stadium III bis IV des Kontakturtikaria-Syndroms nach von Krogh und Maibach, bzw. inhalative Latexallergie; *Abb. A3*). Während 1989/1990 nur 10,7% der Latexallergiker bei Erstdiagnose eine generalisierte Latexallergie aufwiesen, waren es 1995/1996 bereits 40,8% von insgesamt 201 Latexallergikern (*Abb. A3*). Da bei den betroffenen Patienten ein Verbleib am alten Arbeitsplatz nur durch konsequente Umstellung des direkten und weiteren Arbeitsumfeldes auf ungepuderte Latexhandschuhe möglich ist, bedeutet die Diagnose einer generalisierten oder inhalativen Latexallergie in vielen Fällen den Zwang zum Berufs- oder Arbeitsplatzwechsel (siehe S. 92–93). Diese Notlage ist durch die frühzeitige Diagnostik der Soforttyp-Allergie gegen Naturlatex meist zu vermeiden.

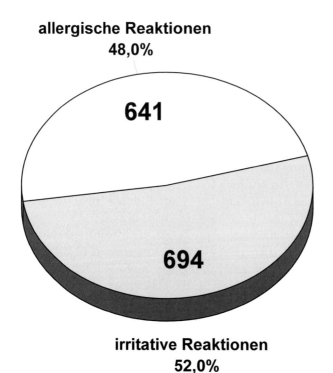

Abb. A1: Unverträglichkeitsreaktionen auf Naturlatex-Handschuhe (Erlangen 1989–1996)

Ergänzende Aspekte seit 1995

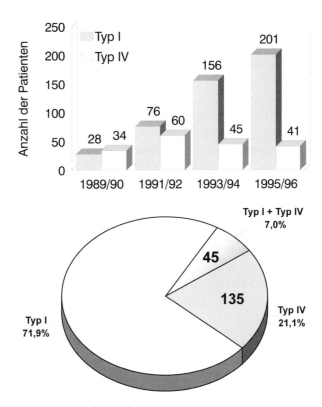

Abb. A2: Allergien gegen Naturlatex-Handschuhe – Erlangen 1989–1996

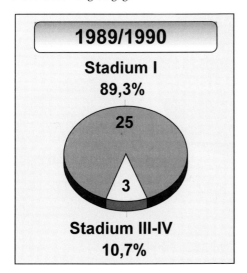 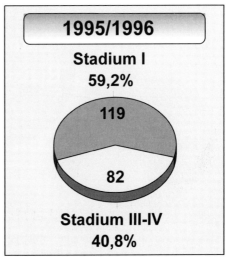

Abb. A3: Schweregrad der klinischen Symptome (Kontakturtikaria-Syndrom Stadium I–IV nach v. Krogh und Maibach 1981) bei Patienten mit Typ-I-Allergie gegen Naturlatex in Erlangen

Ergänzende Aspekte seit 1995

2
Typ-I-Allergien gegen Naturlatex in bestimmten Risikogruppen

Ein deutlich erhöhtes Risiko für den Erwerb einer Soforttyp-Allergie gegen Naturlatex haben (*Abb. A4*):

a) Medizinische Berufe und Berufszweige mit gehäuftem Latexhandschuh-Kontakt,
b) Patienten mit atopischen Erkrankungen, d.h. mit Rhinitis, Konjunktivitis und Bronchitis allergica bzw. mit Asthma bronchiale allergicum und mit Neurodermitis,
c) Patienten mit Spina bifida oder urologischen Fehlbildungen sowie mit Zustand nach häufigen Operationen,
d) Patienten mit vorbestehenden Handekzemen unterschiedlicher Genese [80a], wobei die subtoxisch-kumulativen Ekzeme als Wegbereiter einer Naturlatex-Allergie quantitativ am bedeutendsten sind (siehe S. 54).

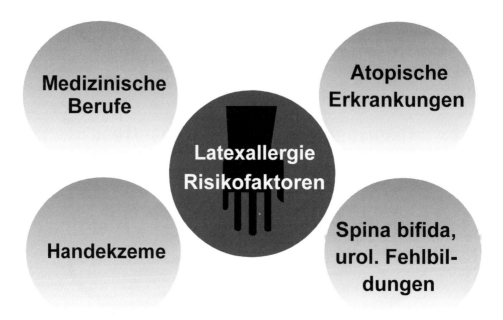

Abb. A4: Risikofaktoren für eine Soforttyp-Allergie gegen Naturlatex

2.1
Typ-I-Allergien gegen Naturlatex in medizinischen Berufen und in weiteren Berufszweigen mit häufiger Handschuhexposition

Während Turjanmaa 1987 [197] bei der Untersuchung von 512 Krankenhausangestellten in Finnland eine Prävalenz der Latexallergien von nur 2,9% fand, wurden in späteren Studien aus den Jahren 1995/96 höhere Anteile von überwiegend 8% bis 12% Latexallergikern in den jeweils untersuchten medizinischen Berufen dokumentiert (*Tab. A1*). Insbesondere für Operationsschwestern und Zahnärzte besteht infolge des täglich mehrstündigen Kontaktes zu Naturlatex-Handschuhen und der zusätzlichen inhalativen Latexexposition bei Anwendung gepuderter Latexhandschuhe ein deutlich erhöhtes Risiko für den Erwerb einer Naturlatex-Allergie (*Tab. A1* [118, 38a, 78a, 84a, 85a]).
Zwei Studien aus unserer Klinik unterstreichen die besondere Bedeutung der Latexallergien in medizinischen Berufen und zeigen die dringende Notwendigkeit der Entwicklung klar definierter Strategien zur Prävention und frühzeitigen Diagnostik.
Untersucht wurden mittels Prick-Testung und Bestimmung von spezifischen IgE-Antikörpern gegen Naturlatex 81 Krankenpflegeschüler und -schülerinnen direkt vor Ausbildungsbeginn. Einige hatten bereits ein sogenanntes soziales Jahr oder ein mehrmonatiges Krankenpflegepraktikum absolviert. Bei 8,6% der Schüler und Schülerinnen fanden sich stark positive Prick-Testreaktionen auf unterschiedliche Latexmilchen, bei 1,2% bestand bereits eine klinisch relevante Latexallergie [72a]. Auch die Bestimmungen spezifischer IgE-Antikörper gegen Naturlatex bei 169 Medizinstudenten im letzten Studienjahr (sogenanntes Praktisches Jahr) führten zu überraschenden Ergebnissen. Bei 24 Studenten (14,2%) zeigten sich deutlich erhöhte Werte mit einer durchschnittlichen Konzentration an spezifischem IgE gegen Latex von 1,22 kU/l (*Tab. A1*, S.69)
Während zunächst medizinische Berufe als die Risikogruppe für den Erwerb einer Naturlatex-Allergie galten, konnte nach neueren Untersuchungen auch für nichtmedizinische Berufe mit regelmäßiger Latexhandschuhexposition ein erhöhtes Risiko belegt werden (*Tab. A2*). So fanden sich eine Latexallergie bei 5% von 418 Gewächshausarbeitern [27a], bei 8% von 50 Raumpflegerinnen [75a], bei 6,4% bzw. 7,7% von 1000 bzw. 1006 Blutspendern [55a, 60a] und bei 12,2% von 41 Friseuren ([91a] *Tab. A2*). Wir konnten bei der Untersuchung von 534 Angestellten im Deutschen Krebsforschungszentrum in Heidelberg in 12,7% der Fälle eine Typ-I-Sensibilisierung gegen Naturlatex nachweisen. In 7,3% des gesamten Kollektivs bestand anamnestisch eine klinische Relevanz des positiven Latex-Prick-Testes in Form einer Kontakturtikaria unter Latexhandschuhen und selten einer zusätzlichen Schleimhautmitbeteiligung (*Tab. A2*).

Tabelle A1: Prävalenzen von Typ-I-Sensibilisierungen gegen Naturlatex (Naturkautschuklatex) in medizinischen Berufen (PT = Prick-Test, L-Ak = spezifische IgE-Antikörper gegen Latex)

Beruf	Anzahl der untersuchten Patienten	Anteil der Latexsensibilisierten (%)	Land	Zitat
Chirurgen	54 (PT)	7,4	Finnland	Turjanmaa 1987 [197]
Krankenhausangestellte	512 (PT)	2,9	Finnland	Turjanmaa 1987 [197]
Krankenhausangestellte (incl. 51 Büroangestellte)	907 (PT)	2,65	Frankreich	Beaudouin 1990 [17]
Ärzte im Krankenhaus (Anästhesisten, Radiologen, Chirurgen)	101 (PT)	9,9	Canada	Arellano 1992 [6]
OP-Schwestern	197 (PT)	10,7	Frankreich	Lagier 1992 [118]
Angestellte im Krankenhaus und in Zahnklinik	202 (PT)	3,5	Schweden	Wrangsjö 1994 [215]
Krankenhausangestellte	224 (PT)	17	USA	Yassin 1994 [94a]
Krankenhausangestellte	273 (PT)	4,7	Belgien	Vadenplas 1995 [88a]
OP-Schwestern	547 (PT)	8,2	USA	Turjanmaa 1995 [84a]
Zahnmedizinstudenten	206 (PT)	8,7	Deutschland	Heese 1995 [38a]
Krankenpflegeschülerinnen	81 (PT)	8,6	Deutschland	Strebl 1995 [72a]
OP-Schwestern	157 (PT)	10,0	Frankreich	Tusera 1995 [85a]
Zahnärzte und Zahnmedizinstudenten einer Zahnklinik	131 (PT)	7,6	Canada	Tarlo 1997 [78a]
Krankenhausangestellte	1351 (PT)	12,1	Canada	Sussmann 1997 [76a]
Chirurgen und OP-Schwestern	80 (PT)	2,5	Venezuela	Capriles-Hulett 1997 [25a]
Medizinstudenten	169 (L-Ak)	14,2	Deutschland	Heese 1994 (s. S. 39, 40 und 69)

Tabelle A2: Prävalenzen von Typ-I-Sensibilisierungen gegen Naturlatex (Naturkautschuklatex) in nicht-medizinischen Berufen (PT = Prick-Test, L-Ak = spezifische IgE-Antikörper gegen Latex)

Beruf	Anzahl der untersuchten Patienten	Anteil der Latexsensibilisierten (%)	Land	Zitat
Arbeiter in der Handschuhproduktion	64 (PT)	11,0	Canada	Tarlo 1990 [191]
Gewächshausarbeiter	418 (PT)	5,0	Spanien	Carillo 1995 [27a]
Friseure	41 (PT)	12,2	Niederlande	van der Walle 1995 [91a]
Raumpflegerinnen	50 (PT)	8,0	Canada	Sussman 1995 [75a]
Angestellte im Deutschen Krebsforschungszentrum Heidelberg	534 (PT)	12,7	Deutschland	Heese et al. (in Vorbereitung)
Blutspender	1000 (L-Ak)	6,4	USA	Ownby 1996 [60a]
Blutspender	1006 (L-Ak)	7,7	England	Merrett 1995 [55a]

Im Gegensatz zu allen vorgenannten Studien fanden Capriles-Hulett et al. 1997 bei der Untersuchung von 80 Chirurgen deutlich niedrigere Prävalenzen an Latexallergien ([25a]; Tab. A1). Prick-Testungen mit unterschiedlichen Naturlatexextrakten ergaben lediglich bei 2,5% positive Resultate. Die Verwendung wiederholt gewaschener und resterilisierter Naturlatex-Handschuhe mit wahrscheinlich hierdurch bedingter Latexproteinminderung wurde von den Autoren als Ursache der niedrigen Prävalenz an Latexallergien in ihrem Risikokollektiv diskutiert. Aus präventivmedizinischer Sicht ergibt sich hieraus, daß das ausschließliche Tragen latexfreier oder zumindest proteinarmer Naturlatex-Handschuhe wahrscheinlich den derzeitigen Trend zu Naturlatex-Allergien erforgreich stoppen kann.

2.2
Typ-I-Allergien gegen Naturlatex bei Patienten mit atopischen Erkrankungen

In mehreren internationalen Studien konnte übereinstimmend gezeigt werden, daß ca. zwei Drittel aller Latexallergiker gleichzeitig an atopischen Erkrankungen leiden (siehe S. 54 u. 105). Hierbei kommt insbesondere den atopischen Schleimhauterkrankungen (z.B. Rhinitis allergica) eine zentrale Bedeutung zu. Bezogen auf Atopiker ist je nach Ausmaß der Latexexposition mit Prävalenzen von Typ-I-Allergien gegen Naturlatex zwischen 4 und 12% zu rechnen (*Tab. A3*). Ein besonders hohes Risiko haben Ärzte mit atopischer Schleimhautdiathese. In einer Untersuchung von 38 Ärzten wies Arellano bei 24% eine Latexallergie nach ([6]; *Tab. A3*).

Daher ist zu fordern, daß Ärzte und sonstiges medizinisches Personal mit atopischen Erkrankungen obligatorisch von Anfang an latexfreie medizinische Einmalhandschuhe oder zumindest puderfreie Latexhandschuhe mit sehr niedrigem Proteingehalt tragen.

Tabelle A3: Prävalenzen von Typ-I-Sensibilisierungen gegen Naturlatex (Naturkautschuklatex) bei Patienten mit atopischen Erkrankungen. (PT = Prick-Test, L-Ak = spezifische IgE-Antikörper gegen Latex)

Patientengruppe	Anzahl der untersuchten Patienten	Anteil der Latexsensibilisierten (%)	Land	Zitat
Krankenhausärzte mit Atopie	38 (PT)	23,7	Canada	Arellano 1992 [6]
Kinder mit Schleimhautatopie	44 (PT)	6,8	USA	Shield 1992 [178]
Atopiker ohne Latexkontakt	180 (PT)	9,44	Frankreich	Moneret-Vautrin 1993 [147]
Patienten einer Allergieabteilung	1288 (PT)	4,2	Deutschland	Fuchs 1994 [35a]
Ambulante Patienten in einer Allergie- und Asthmaklinik	146 (PT)	7,0	Canada	Hadjiliadis 1995 [37a]
Serumproben von Patienten mit V.a. Allergien (Atopie)	200 (L-Ak)	12,0	USA	Reinheimer 1995 [70a]
Kinder mit Schleimhautatopie	140 (PT)	11,4	Italien	Musarra 1996 [59a]

2.3
Typ-I-Allergien gegen Naturlatex bei Kindern mit Spina bifida

Kinder mit Spina bifida haben ein extrem hohes Risiko, an einer Latexallergie zu erkranken (*Tab. A4*). In zahlreichen Studien wurden Prävalenzen an Latexallergien bei 36% bis zu 72% dieser Kinder ermittelt (*Tab. A4*). Zahlreiche Operationen bereits im ersten Lebensjahr sowie der gehäufte Kontakt zu Latexhandschuhen, Kathetern u.a. wurden für die hohe Allergierate in diesem Risikokollektiv verantwortlich gemacht [33a, 56a]. Jedoch sind nach Untersuchungen von Sussman 1995 [74a] in latexhaltigen Kathetern häufig sehr niedrige, kaum meßbare Proteinkonzentrationen nachzuweisen, wie auch wir bei eigenen Messungen bestätigen konnten. Neben frühzeitig gehäuftem Latexkontakt gibt es Hinweise für einen „gruppenspezifischen Faktor", der Kinder mit Spina bifida zur Entwicklung von Latexallergien prädisponiert.

Zwei wesentliche Aspekte können für diese Hypothese sprechen:
1. Kinder mit Spina bifida weisen bevorzugt spezifische IgE-Antikörper gegen spezielle Latexproteine auf, die quasi als „Marker" zu bezeichnen sind, nämlich gegen den Rubber elongation factor (REF: 14,6 kD-Protein) und gegen ein 27 kD-Protein, das partielle Homologien zu dem REF aufweist [4a, 7a, 8a, 11a, 14a, 52a, 61a, 63a].

Tabelle A4: Prävalenzen von Typ-I-Sensibilisierungen gegen Naturlatex (Naturkautschuklatex) bei Kindern mit Spina bifida, posttraumatischen neurologischen Defekten und bei häufig operierten Kindern (PT = Prick-Test, L-Ak = spezifische IgE-Antikörper gegen Latex)

Erkrankung	Anzahl der untersuchten Patienten	Anteil der Latexsensibilisierten (%)	Land	Zitat
1. Spina bifida	32 (L-Ak)	34	USA	Slater 1991 [71a]
2. allgemein präoperativ	35 (L-Ak)	11		
3. ambulante Patienten (Kinder)	45 (L-Ak)	2		
Spina bifida	76 (PT)	64,5	USA	Yassin 1992 [217]
Spina bifida	25 (PT)	32	Frankreich	Moneret-Vautrin 1993 [147]
Spina bifida	29 (PT)	58,6	USA	Collins 1994 [30a]
	29 (L-Ak)	51,7		
Spina bifida	93 (PT)	4,3	Venezuela	Capriles-Hulett 1995 [24a]
Spina bifida	127 (PT)	36,2	Deutschland	Drexler 1995 [33a]
1. Spina bifida	36 (L-Ak)	72,0	USA	Konz 1995 [47a]
2. Rückenmarksverletzungen	50 (L-Ak)	4		
3. Cerebrovaskuläre Unfälle	10 (L-Ak)	0		
1+2+3	96 (L-Ak)	29,2		
1. Spina bifida	83 (L-Ak)	47,0	USA	Pittman 1995 [68a]
2. chronische Erkrankungen	40 (L-Ak)	15,7		
3. gesunde Kontrollen (Kinder)	75 (L-Ak)	2,7		
1. Spina bifida	75 (L-Ak)	59	USA	Pittman 1995 [67a]
2. Z.n. 3 Operationen	26 (L-Ak)	11,5		
3. gesunde Kontrollen (Kinder)	25 (L-Ak)	0		
Posttraumatische Rückenmarksverletzungen (Kinder und Erwachsene)	67 (L-Ak)	14,9	Deutschland	Vogel 1995 [89a]
Spina bifida	163 (L-Ak)	49	Deutschland	Michael 1996 [56a]
Kinder allgemein präoperativ	310 (L-Ak)	7,4	Deutschland	Brehler 1996 [22a]

2. Bei Kindern mit Spina bifida bestehen deutlich höhere Raten an Latexsensibilisierungen als bei altersentsprechenden Kindern mit gleicher Operationsquote oder als bei Kindern nach Rückenmarksverletzungen bzw. cerebrovaskulären Schäden (*Tab. A4*).

Dies konnte bei der Abklärung von Prävalenzen an spezifischem IgE gegen Naturlatex und Ethylenoxid in einer Studie von Pittmann 1995 [67a] gezeigt werden: Positive Resultate fanden sich bei 59% von 75 Kindern mit Spina bifida und bei nur 11,5% von 26 Kindern ohne Spina bifida mit ähnlicher Operationshäufigkeit. Bei 25 gesunden Kindern konnten keine spezifischen IgE-Antikörper gegen Naturlatex nachgewiesen werden. Ein ähnlicher Trend wurde in derselben Studie für spezifisches IgE gegen Ethylenoxid dokumentiert: positive Ergebnisse bei 23% von 75 Kindern mit Spina bifida und bei nur 4% von 26 häufig operierten Kindern; 25 gesunden Kontrollen wiesen kein spezifisches IgE gegen Ethylenoxid auf.

Im Gegensatz hierzu überraschen zunächst die Ergebnisse einer Studie von Capriles-Hulett et al. [24a], die bei nur 4,3% von 93 Kindern mit Spina bifida aus Venezuela eine Typ-I-Allergie gegen Latex nachweisen konnten. Eingeschränkte sozioökonomische Verhältnisse mit nur seltener Latexexposition bei einzelnen Operationen sowie bei stark reduzierter medizinischer Diagnostik wurden zur Erklärung dieser sehr niedrigen Rate an Latexallergien diskutiert [24a].

Zusammenfassend sei betont, daß Kinder mit Spina bifida oder urologischen Fehlbildungen von Geburt an latexfrei operiert, diagnostiziert und therapiert werden müssen. Die präoperative Abklärung einer Soforttyp-Allergie gegen Naturlatex durch Prick-Testung ist bei diesen Risikokindern wie auch bei häufig operierten Patienten unbedingt zu empfehlen, um tödlich endende „Narkosezwischenfälle" bei vorher nicht bekannter Latexallergie [46a] sicher zu vermeiden. Die Bestimmung von spezifischem Serum-IgE gegen Naturlatex ist zum präoperativen Screening ungeeignet, da nach unseren Untersuchungen nur 81,5% der Patienten mit generalisierter Latexallergie (Kontakturtikaria-Syndrom Stadium III/IV nach von Krogh und Maibach; siehe S. 61) erfaßt werden.

Im Falle einer nachgewiesenen Latexallergie sind präoperative Vorbereitungen, die ein möglichst latexfreies Umfeld garantieren, zu treffen. Es ist unbedingt darauf zu achten, daß der Latexallergiker am Operationstag als erster auf dem OP-Programm steht, um eine Kontamination der Raumluft mit Latexproteinen durch das Tragen gepuderter Latexhandschuhe bei vorausgehenden Operationen sicher zu vermeiden. Nach derzeitigem wissenschaftlichen Kenntnisstand müssen mindestens 12 Stunden vor dem geplanten OP-Termin sämtliche puderhaltige Latexhandschuhe und sonstiges latexhaltiges Material aus dem Operationssaal entfernt werden.

3
Allergene im Naturlatex

Der Proteingehalt der aus den Kautschukbäumen (Hevea brasiliensis) frisch gewonnenen Latexmilch kann zwischen 1 bis 2% variieren [73a]. Mindestens 240 unterschiedliche Latexproteine konnten bisher identifiziert werden, wobei nur ca. 57 dieser Polypeptide aufgrund ihrer immunologischen Eigenschaften als Allergene eingestuft wurden [8a, 17a, 61a, 62a, 69a]. Einzelne dieser wasserlöslichen Latexproteine mit bekannter Primärstruktur (Tab. A5) führen bei mehr als 50% der Latexallergiker zur Ausbildung von spezifischem IgE und werden deshalb als Hauptallergene bezeichnet. Nach aktuellem wissenschaftlichen Kenntnisstand kommt dem Prohevein (20kD, 187 Aminosäuren) bzw. dem hieraus hervorgehenden ausgereiften Hevein (4,7 kD; lokalisiert in dem 43 Aminosäure-N-terminalen Fragment von Prohevein, 6a, 51a) die derzeitig mit Abstand größte Bedeutung in der Auslösung von Soforttyp-Allergien gegen Naturlatex zu [5, 5a, 6a, 16a, 23a, 28a, 36a, 69a]. Bei der Mehrheit der Latexallergiker bestehen spezifische IgE-Antikörper gegen Prohevein (70-85%; [3a, 13a]) bzw. gegen das N-terminale Hevein (50-75%; [3a, 5a, 6a, 28a]). Eine Ausnahme bilden latexallergische Kinder mit Spina bifida, die nach Untersuchungen von Chen 1997 [28a] nur in 27% der Fälle spezifisches IgE gegen dieses Hauptallergen aufweisen. Das Vorkommen von Hevein (4,7 kD) in den Eluaten unterschiedlicher Latexhandschuhe [5a, 6a, 64a] sowie die hohe Ansprechrate auf das gereinigte 4,7 kD-Protein im Prick-Test bei 81% von 21 Latexallergikern [28a] unterstreichen seine Bedeutung als Hauptallergen im Naturlatex. Die chitin-bindenden, fungiziden Eigenschaften von Hevein dienen wahrscheinlich dem Schutz der entrindeten Kautschukbäume vor Pilzinfektionen [23a]. Außerdem scheint es eine wichtige Rolle bei der Koagulation des Naturlatex zu spielen [36a]. Partielle Sequenzhomologien zwischen Hevein und unterschiedlichen Allergenen im Beifuß [16a, 23a] und Weizenkeimagglutinin [12a, 16a, 23a] bzw. zwischen Hevein und mehreren Chitin-bindenden Pflanzen [10a] sind möglicherweise Teilursache von Kreuzreaktionen zwischen Naturlatex-Proteinen und bestimmten Pflanzen und Früchten (siehe Abschnitt 4: „Kreuzreaktionen mit exotischen Früchten und Pflanzen", S. 153).

Im Gegensatz zu dem ausgereiften N-terminalen Hevein (4,7 kD) ist die Bedeutung des aus dem Prohevein ebenfalls durch Spaltung hervorgehenden carboxy-terminalen Hevein (14 kD, 138 Aminosäuren; [51a]) wahrscheinlich gering. Von Interesse ist aber seine partielle Homologie zu bestimmten Proteinen in der Kartoffel (WIN 1 und WIN 2; [17a]; Tab. A5), die für das gehäufte Auftreten positiver Prick-Testreaktionen auf die rohe Kartoffel bei 40% der Latexallergiker [19a] und damit als Hinweis für Kreuzreaktionen relevant sein kann.

Der Gummiverlängerungsfaktor (REF, Hev b1; 14,6 kD, 137 Aminosäuren), ein weiteres Hauptallergen [14, 48], ist fest an die Oberfläche von Kautschukpartikeln im Naturlatex gebunden. Er ist an der Verlängerung der cis-1,4-Polyisoprenketten

Ergänzende Aspekte seit 1995

Tabelle A5: Naturlatex-Proteine mit teilweise oder vollständig bekannter Primärstruktur

Allergen	Mol.Gew. (kD)	Anzahl der Aminosäuren	Primärstruktur	Funktionen und Homologien	Literatur
Hevein (N-terminal)	4,72	43	bekannt	Homologie zu Weizenkeim-Agglutinin, Koagulation des Latex, Chitin-bindend, fungizid	[5, 5a, 6a, 16a, 23a, 28a, 36a, 69a]
Hevein (C-terminal)	14	138	bekannt	Homologie zu WIN 1 und WIN 2 in Kartoffel	[17a, 23a, 69a]
Prohevein	20	187	bekannt	Hevein-Vorläuferprotein	[3a, 13a, 16a, 69a]
Hevamin	29,6	273	bekannt	Chitinase, Lysozym, fungizid, wahrscheinlich geringe Bedeutung als Latexallergen	[3a, 17a, 45a, 69a]
REF (Hev b1) Gummiverlängerungsfaktor	14,6	137	bekannt	Verlängerung der cis-1,4-Polyisoprenketten (spez. IgE gehäuft bei Kindern mit Spina bifida)	[48, 51, 4a, 7a, 63a, 69a]
27 kD - Protein	27	?	teilweise bekannt	Homologie zu REF Spezifisches IgE speziell bei Spina-bifida-Kindern	[4a, 7a, 11a]
36 kD - Protein	36	?	teilweise bekannt	Endo-1.3-ß-Glukosidase im Kautschukbaum	[3a, 29a]
46 kD - Protein	46	?	teilweise bekannt	Homologie zu Patatinen, gehäuft spezifisches IgE bei medizinischem Personal	[17a, 18a, 19a]
100-110 kD - Protein	100-110	?	teilweise bekannt	partielle Homologie zu 46 kD-Protein, Mikrohelix-Proteinkomplex	[17a, 18a]

wesentlich beteiligt. In Kombination mit einem partiell sequenzierten 27 kD-Protein, das Homologien zum REF aufweist [4a, 11a, 61a], ist der Gummiverlängerungsfaktor „Markerprotein" für latexallergische Kinder mit Spina bifida [7a]. Während z.B. Latexallergiker in medizinischen Berufen nur in 20-25% der Fälle spezifisches IgE gegen REF aufweisen [2a, 7a], sind bei 50 bis 60% der latexallergischen Kinder mit Spina bifida spezifische IgE-Antikörper gegen dieses Hauptallergen bzw. gegen das strukturhomologe 27 kD-Protein nachweisbar [6a]. Von praktischer Bedeutung ist das Vorkommen des Gummiverlängerungsfaktors in Handschuheluaten [48, 64a], allerdings im Vergleich zu Hevein (4,7 kD) in deutlich niedrigerer Konzentration [64a]. Allergene Determinanten des 27 kD-Proteins wurden in mehreren Gummiprodukten nachgewiesen [65a].

Ein partiell sequenziertes 46 kD-Protein, das Homologien zu einem 100 bis 110 kD-Protein aufweist, führte bei 23% von 40 untersuchten Latexallergikern aus medizinischen Berufen zur Auslösung von spezifischem IgE [18a] und scheint somit für diese Risikogruppe von allergologischer Bedeutung zu sein. Die N-terminale Aminosäuresequenz dieses Proteins weist 60%ige Homologien zu Patatinen auf, die als Speicherproteine in zahlreichen Pflanzenfamilien wie den Solanaceae (z.B. in Tomate und Kartoffel) vorkommen [18a]. Hierin kann eventuell eine Teilursache für die häufig zu beobachtenden Kreuzreaktionen zwischen Latexproteinen und unterschiedlichen exotischen Früchten begründet sein.

Hevamin ist ein 29,6 kD-Protein im Naturlatex mit bekannter Primärstruktur. Es hat Chitinase- und Lysozym-Eigenschaften und ist daher wahrscheinlich auch fungizid [45a]. Seine Bedeutung als Latexallergen wird heute aber als eher gering eingestuft [3a, 18a, 62a].

In den letzten Jahren wurden im Naturlatex weitere Proteine identifiziert, die teilweise übereinstimmende Aminosäuresequenzen mit Abwehrproteinen von Pflanzen (z.B. Endo-1,3-ß-Glucosidasen, Chitinasen, Lysozyme, Profilin, Papain und weitere Enzyme) aufweisen [2a, 3a, 15a, 29a, 44a, 61a, 66a, 69a, 86a, 92a 93a]. Ein 27 kD-Protein mit Lysozym-Aktivität und Strukturhomologie zu anderen Fruchtlysozymen wurde sowohl in Extrakten von ammoniakalischem Naturlatex als auch in Eluaten von Naturlatex-Handschuhen nachgewiesen [92a, 93a]. Die allergologische Bedeutung dieser Proteine sowie ihr Anteil an Kreuzreaktionen zwischen Naturlatex und unterschiedlichen Früchten („Latex-Frucht-Syndrom", [21a, 34a, 66a] ist noch unklar.

4
Kreuzreaktionen mit exotischen Früchten und Pflanzen

Das gleichzeitige Vorkommen deutlich positiver Prick-Testreaktionen mit Nachweis spezifischer IgE-Antikörper gegen unterschiedliche exotische Früchte (*Tab. A6*) bei etwa 50-75% der Latexallergiker [9a,19a,21a,22a,31a,50a,53a,58a] ist die Grundlage für den Begriff „Latex-Frucht-Syndrom" [21a]. Am häufigsten betroffen sind Kiwi, Banane, Eßkastanie, Avocado, Kartoffel und Tomate [17a,19a,49a,58a]. Bei etwa einem Drittel bis der Hälfte dieser Patienten besteht eine klinische Relevanz der Typ-I-Sensibilisierungen mit Auftreten u.a. von Mundschleimhautschwellungen, Juckreiz und Kratzen im Rachen bzw. seltener Zungenschwellungen, Rhinokonjunktivitis und Asthma bronchiale nach Genuß dieser Früchte im nativen Zustand [31a]. Vereinzelt generalisiert auftretende anaphylaktische Reaktionen scheinen bei dem Genuß dieser Früchte (*Tab. A6*) am häufigsten auf Banane aufzutreten. Durch Denaturierung und Veränderung der Proteine im Kochprozeß werden dieselben Früchte meistens komplikationslos vertragen [34a]. Das „Latex-Frucht-Syndrom" hat wiederholt Diskussionen darüber ausgelöst, ob die ätiopathogenetischen Grundlagen bestimmte Kreuzreaktionen zwischen Na-

Tabelle A6: Früchte und andere Allergene, die mit Naturlatex potentiell (Hevea brasiliensis, Euphorbiaceae) kreuzreagieren können

Name	botanische Familie		Literatur
Früchte			
Ananas	Bromeliaceae	Ananasgewächse	[17a, 19a, 58a]
Avocado	Lauraceae	Lorbeergewächse	[1a, 2a, 10a, 17a, 19a, 21a, 22a, 50a, 57a, 95a]
Banane	Musaceae	Bananengewächse	[9a, 17a, 19a, 22a, 31a, 49a, 50a, 53a, 58a, 95a]
Dattel	Palmae	Palmen	Brehler (pers. Mitteilung)
Erdnuß	Fabaceae	Schmetterlingsblütler	[43a]
Eßkastanie	Fagaceae	Buchengewächse	[17a, 19a, 21a, 22a, 49, 58a]
Feige	Moraceae	Maulbeergewächse	Brehler (pers. Mitteilung)
Kartoffel	Solanaceae	Nachtschattengewächse	[17a, 19a]
Kiwi	Actinidiaceae	Strahlengriffelgewächse	[17a, 19a, 21a, 22a, 49a, 58a, 95a]
Mango	Anacardiaceae	Sumachgewächse	[22a, 58a]
Melone	Cucurbitaceae	Kürbisgewächse	[20a, 49a]
Papaya	Caricaceae	Melonenbaumgewächse	[15a, 21a, 22a, 58a, 66a]
Passionsfrucht (Maracuja)	Passifloraceae	Passionsblumengewächse	[22a]
Pfirsich	Rosaceae	Rosengewächse	[22a, 58a]
Sojabohne	Fabaceae	Schmetterlingsblütler	[42a]
Tomate	Solanaceae	Nachtschattengewächse	[19a, 58a]
Bäume/Kräuter			
Beifuß	Compositae	Korbblütler	[54a]
Ficus benjamina	Moraceae	Maulbeergewächse	[20a, 22a, 32a]

turlatex- und Fruchtproteinen sind, oder ob es sich hierbei um voneinander unabhängige Sensibilisierungen handelt, die insbesondere bei Atopikern mit allgemeiner Prädisposition zu IgE-vermittelten Reaktionen gegen Fremdproteine häufig diagnostizierbar sind. Da bei 60% der Latexallergiker gleichzeitig atopische Erkrankungen (insbesondere eine Rhinitis allergica) vorliegen, wurde in der Vergangenheit die zweite Hypothese favorisiert. Neuere immunologische Untersuchungen (Immunoblotting mit Inhibition, RAST-Inhibition, Aminosäuresequenzanalysen) haben aber gezeigt, daß auch Kreuzreaktionen zwischen Naturlatexproteinen und Proteinen unterschiedlicher Früchte, Pflanzen und Kräuter (*Tab. A6, A7*) sehr wahrscheinlich sind. Der Nachweis eines mit Naturlatexproteinen kreuzreagierenden 33 kD-[31a ,57a] bzw. 30 kD-Proteins [50a] in der Banane, sowie eines 30 kD- und 33 kD-Proteins in der Avocado [2a, 10a, 12a, 50a] sind nur ausgewählte Beispiele für diese kreuzreagierenden Proteine (*siehe Tab. A7*).

Interessant ist auch der Nachweis von Profilinen (14-18 kD-Proteine) im Naturlatex [14a, 44a, 87a]. Nach Untersuchungen von Valenta [86a] kommen die überwiegend thermolabilen Profiline in zahlreichen Früchten und Pollenspezies vor und können somit auch als „Pan-Allergene" agieren. Der Nachweis von kreuzreagierenden Profilinen im Naturlatex und in Birkenpollen einerseits sowie von Kreuzreaktionen zwischen Hevein und Beifußallergenen bzw. Weizenkeimagglutinin andererseits hat vielleicht eine klärende Bedeutung für das gehäufte Auftreten von Latexallergien bei Atopikern. Weitere Untersuchungen hiezu sind aber erforderlich.

Tabelle A7: Kreuzreaktionen zwischen Naturlatexproteinen und Proteinen in anderen Pflanzen

Latexprotein	Homologe bzw. kreuzreagierende Proteine anderer Pflanzen	Zitat
Hevein (4,7 kD)	Beifußallergene	Beezhold [16a, 17a, 19a] Broekaert [23a]
Hevein (4,7 kD) und Prohevein (N-terminal)	Weizenkeimagglutinin	Alenius [12a] Beezhold [16a, 17a] Broekaert [23a]
Hevein (4,7 kD)	Chitin-bindende Proteine in Pflanzen: 1. 33 kD (Avocado) 2. 20 kD (Weizenkeimagglutinin)	Alenius [10a, 12a]
Hevein (4,7 kD)	33 kD in Banane	Mikkola [57a]
Hevein (C-terminal, 14 kD)	WIN 1 und WIN 2 in Kartoffel	Beezhold [17a] Broekaert [23a]
Profilin (15kD) in Naturlatex	Profilin (15kD) in Birkenpollen	Jaggi [44a]
Lysozym (27 kD)	evtl. Lysozyme in Feige und Papaja	Yagami [93a]
Latexprotein (30 kD)	30 kD in Avocado 30 kD in Banane	Lavaud [50a]
Latexprotein (46 kD)	Patatine (Speicherproteine in unterschiedlichen Pflanzen, z.B. Tomate und Kartoffel)	Beezhold [17a, 19a]
Latexproteine	Avocadochitinase (~ 30 kD)	Akasawa [2a]
Latexproteine	33 kD in Banane 37 kD in Banane (v.a. 1-Aminocyclopropan-1-carboxylat-oxidase = 36 kD-Protein)	Delbourg [31a]
Latexproteine	Papain	Peréz-Camo [66a] Baur [15a]
Latexproteine	Bromelain	Peréz-Camo [66a]
Latexproteine	Enolase Superoxiddismutase Triosephosphatisomerase Chitinase	Posch [69a]

Kürzlich nachgewiesene Kreuzreaktionen zwischen Naturlatexproteinen und bestimmten Abwehrproteinen in Pflanzen (z.B. 27 kD- Lysozym [93a], chitinbindende Proteine [2a,10a,12a, 69a]) sind als weitere Teilursache des „Latex-Frucht-Syndroms" zu diskutieren. Neben den o.a. exotischen Früchten (*Tab. A6*) gibt es zusätzlich eindeutige Hinweise für übereinstimmende Proteine im Naturlatex und in dem zu den Maulbeergewächsen (Moraceae) gehörenden, weit verbreiteten Ficus benjamina [20a, 32a]. Die Allergene des Ficus sind in der Pflanzenmilch sowie auf der Oberfläche der Pflanzenblätter nachweisbar und werden in den Hausstaub abgegeben [20a]. Es wird aus prophylaktischer Sicht zu klären sein, inwieweit der Verzehr von mit Naturlatex kreuzreagierenden Früchten und Pflanzen und das Einatmen von Proteinen aus Ficus benjamina eine Latexallergie triggern können und vice versa.

5
Protein- und Allergengehalt von Latexhandschuhen

Angesichts der deutlichen Zunahme der Typ-I-Allergien gegen Naturlatex in medizinischen Berufen ist das Tragen von allergologisch günstigen Handschuhen eine absolut notwendige Präventivmaßnahme. Für die Einstufung des allergologischen Potentials von Latexhandschuhen herangezogene Kriterien sind einerseits der Proteingehalt und andererseits der Allergengehalt.

5.1
Bestimmung der Proteinkonzentrationen in Naturlatex-Handschuhen

Zur Ermittlung des Proteingehaltes in Latexhandschuhen werden heute überwiegend chemisch-analytische Verfahren (z.B. Kolorimetrische Methoden: modifizierte Lowry-Methode, Bradford-Methode; High Pressure Liquid Chromatography) und seltener immunologische Methoden eingesetzt (z.B. Latex Elisa for Antigenic Proteins). Zu beachten ist, daß bisher weder die chemisch-analytischen noch die immunologischen Testverfahren zur Proteinbestimmung standardisiert sind und daher oftmals zu deutlich divergenten Ergebnissen führen (siehe *Tab. A8*). Variationen von Extraktionsmedien (z.B. Puffer, physiologische Kochsalzlösung, Aqua bidestillata) und von bestimmten Extraktionsparametern (pH-Wert, Extraktionszeit, Extraktionstemperatur) können nach unseren Erfahrungen selbst bei Anwendung derselben Meßmethode zu unterschiedlichen Resultaten der Proteingehalte in Latexhandschuhen identischer Lot-Nummern führen. Problematisch ist auch, daß bestimmte Inhaltsstoffe der Latexhandschuhe (z.B. Detergenzien, Silikon, Akzeleratoren) mit den o.a. kolorimetrischen Meßmethoden interferieren können und somit ggf. zur Ermittlung falscher Proteinkonzentrationen führen (*Tab. A8*).

Tabelle A8: Proteinkonzentrationen in 14 Latexhandschuhen bei Anwendung der modifizierten Lowry-Methode (nach prEN 455), der Hochdruck-Flüssigkeits-Chromatographie (HPLC) und des Latex Elisa for Antigenic Proteins (LEAP, 18).

Handschuh	Proteinkonzentration (µg/g Latex) gemessen mit		
	mod. Lowry	HPLC	LEAP
1	44,1	5,0	8,3
2	41,8	6,5	4,3
3	<10	9,4	0
4	14,2	16,7	4,2
5	63,8	30,6	15,2
6	16,5	17,6	8,6
7	65,8	61,1	4,2
8	11,4	<5,0	14,2
9	21,0	20,6	2,5
10	27,8	8,0	0
11	13,4	26,6	0
12	520	72,0	31,3
13	500	527	103
14	189	192	149

Die Prinzipien der vorgenannten Methoden werden zum besseren Verständnis nachfolgend kurz dargestellt.

5.1.1
Chemisch-analytische Methoden zur Proteinbestimmung

Modifizierte Lowry-Methode:

Bei dieser derzeitig am häufigsten eingesetzten kolorimetrischen Methode (prEN 455, ASTM und ISO) erfolgt zunächst eine Fällung der Latexproteine mit Trichloressigsäure, Phosphorwolframsäure und Natriumdesoxycholat. Hierdurch werden die Latexproteine konzentriert und viele störende Begleitstoffe entfernt. Bei der anschließenden kolorimetrischen Bestimmung werden zunächst durch eine Komplexierung von Cu^{2+} mit den Peptidbindungen Cu^+-Ionen gebildet. Diese reduzieren dann das Folin-Ciocaltieus Phenolreagenz (ein Phosphomolybdat-Komplex) zu einem dunkelblauen Farbstoff. Tyrosin-, Tryptophan- und Cystein-Reste in den Proteinketten reduzieren dieses Phenolreagenz ebenfalls und führen zu einer Verstärkung der blauen Farbe. Die Nachweisgrenze der Methode liegt bei 10 µg Protein/g Latexhandschuh. Nachteil dieser Methode ist ihre Abhängigkeit von der

Aminosäurezusammensetzung der Proteine. Sie wird außerdem von reduzierenden Substanzen (z.B. bestimmten Akzeleratoren) gestört, die manchmal auch durch den Fällungsschritt nicht vollständig entfernt werden und so nach unseren Erfahrungen zu falschen Werten führen können (*Tab. A8*).

Bradford-Methode:
Das Prinzip dieser kolorimetrischen Methode zur Proteinbestimmung beruht darauf, daß der Farbstoff Coomassie Brillant Blue G-250 in saurer, Orthophosphorsäure-haltiger Lösung nicht kovalent an hydrophobe Gruppen in Proteinen bindet, wodurch das Absorptionsmaximum des Farbstoffes von 465 nm auf 595 nm angehoben wird [26]. Die Zunahme der Absorption bei 595 nm, die mit einem Farbumschlag von rot nach blau einhergeht, wird gemessen und korreliert mit der zu bestimmenden Proteinkonzentration. Wenngleich diese Methode mit einer Nachweisgrenze von 0,1 µg Protein pro Meßansatz sehr empfindlich ist, so wurde sie inzwischen wegen einer erhöhten Störanfälligkeit durch interferierende Handschuhinhaltsstoffe (z.B. Detergenzien) weitgehend verlassen.

High Pressure Liquid Chromatography (HPLC):
Im Gegensatz zu den o.a. kolorimetrischen Meßverfahren, die auf Farbreaktionen mit bestimmten, häufig unregelmäßig verteilten Proteinbestandteilen beruhen, ist die HPLC-Analyse unabhängig von dem strukturellen Aufbau der Proteine. Das Prinzip dieser sehr genauen Methode basiert darauf, daß die zu messenden Latexproteine im wäßrigen Handschuhextrakt initial mit 6 M Salzsäure (HCl) hydrolysiert werden. Die resultierenden freien Aminosäuren werden nachfolgend mit Hilfe der HPLC getrennt und über einen internen Standard (Norvalin) quantifiziert. Durch Aufsummierung der einzelnen Aminosäuren erhält man den Gehalt an Latexproteinen. Die Nachweisgrenze der Methode liegt bei 5 µg Protein/g Handschuh. Da die HPLC nicht durch Inhaltsstoffe der Latexhandschuhe gestört wird, gewährleistet sie eine hervorragende Genauigkeit und Zuverlässigkeit der Meßergebnisse (*Tab. A8*) Aufgrund der Komplexität der Methode und dem damit verbundenen Zeitaufwand ist die HPLC jedoch nicht als Standardmethode für die Routine geeignet. Ihr Stellenwert bei der Überprüfung kontroverser Ergebnisse der übrigen Meßverfahren und insbesondere bei falsch-hohen Meßwerten in der modifizierten Lowry-Methode ist jedoch bei Experten unumstritten. Die HPLC nimmt somit die Funktion eines „goldenen Standards" unter den übrigen Methoden zur Bestimmung von Latexproteinen ein.

5.1.2
Immunologische Methoden zur Proteinbestimmung

Latex Elisa for Antigenic Proteins (LEAP):

Der LEAP [18,58] ist eine enzymimmunologische Methode zur Bestimmung von extrahierbaren Latexproteinen. Nach Absorption der zu bestimmenden Latexproteine an die Innenwand von Polystyrol-Mikrotiterplatten werden die Latexproteine durch Zugabe polyklonaler Kaninchen-anti Latexprotein-Antikörper und nachfolgend enzymmarkierter Ziegen-anti Kaninchen- IgG-Antikörper detektiert. Zur Herstellung der polyklonalen Antikörper wird Naturlatex-Extrakt verwendet. Die Nachweisgrenze dieser Methode beträgt 5 ng Protein/ml Extrakt. Als Nachteil des LEAP ist zu beachten, daß nur solche Proteine meßbar sind, die bei der initialen Antikörperinduktion vorhanden waren. Außerdem besteht die Gefahr, daß kleinmolekulare Proteine (wahrscheinlich Hauptproteine in Naturlatex-Handschuhen) schlecht an Polystyrolplatten absorbiert und somit unter Umständen nicht erfaßt werden. Hieraus können falsch-niedrige Proteinwerte resultieren (siehe *Tab. A8*).

5.2
Bestimmung des Allergengehaltes in Naturlatex-Handschuhen

Immunologische Methoden zur Bestimmung des Allergengehaltes in Latexhandschuhen basieren meistens auf einem ELISA-Inhibitions-Verfahren oder auf einer RAST-Inhibition. Wegen fehlender Standardisierung dieser immunologischen Testmethoden (z.B. Verwendung von komplett unterschiedlichen Naturlatexmaterialien wie hoch ammoniakalische oder nicht-ammoniakalische Latexmilch, Naturlatexextrakte, Latexhandschuh-Extrakte) resultieren nicht selten divergente Ergebnisse. Nach Standardisierung dieser Methoden und Korrelation der Ergebnisse zum Proteingehalt sowie zu klinisch-allergologischen Testergebnissen der Handschuhe bei Latexallergikern kann die Ermittlung des Allergengehaltes unter Umständen die Methode der Zukunft zur Einstufung des allergologischen Potentials von Latexhandschuhen sein.
Im Rahmen eines durch die Europäische Union geförderten Projektes (Commission of the European Communities, Measurements and Testing Programme, MATI-CT 940060, Universität Erlangen, Österreichisches Forschungsinstitut für Chemie und Technik, Universität Kopenhagen) werden derzeitig durch unsere Arbeitsgruppe wesentliche Parameter für eine Optimierung und Standardisierbarkeit der herkömmlichen Meßmethoden für Latexproteine in medizinischen Einmalhandschuhen (modifizierte Lowry-Methode, Bradford-Methode, LEAP und HPLC) erarbeitet. Die hieraus resultierende, weniger störanfällige Meßmethode soll nachfolgend in die Europäische Norm für medizinische Einmalhandschuhe (EN 455-3) integriert werden.

6
Fazit

Die starke Zunahme der Typ-I-Allergien gegen Naturlatex und die daraus resultierenden beruflichen und außerberuflichen Konsequenzen für den Betroffenen erfordern kurzfristig eine aktive Prävention. Da Naturlatex in seinen hervorragenden Materialeigenschaften und seinen physikalischen Charakteristika bei relativ niedrigem Preis bis heute durch keines der latexfreien Materialien (z.B. Kunstgummi) zu ersetzen ist, muß die Herstellung allergenarmer bzw. allergenfreier Latexhandschuhe vorrangiges Ziel sein. Die konsequente Umstellung auf ungepuderte Naturlatex-Handschuhe mit niedrigem Protein- (< 30 µg/g Handschuh) und Allergengehalt ist in medizinischen Einrichtungen hierbei aus den folgenden Gründen vorrangig zu fordern:

a) Gepuderte Naturlatex-Handschuhe sind hauptverantwortlich für die Latexkontamination der Raumluft von OP-Sälen und Krankenstationen [41a,77a,79a]. Durch Wechsel auf ungepuderte Latexhandschuhe kann dieser Risikofaktor und damit die Gefahr einer inhalativen Latexallergie akut ausgeschaltet werden [79a].

b) Ungepuderte Latexhandschuhe weisen herstellungsbedingt infolge Chlorinierung und nachfolgender Intensivierung der Auswaschverfahren ca. 5- bis 10fach niedrigere Proteinkonzentrationen auf als gepuderte Latexhandschuhe (meistens < 30 µg/g Handschuh; [38a]). Hieraus resultiert ein niedriges allergologisches Potential.

c) Der pH-Wert in ungepuderten Latexhandschuhen ist u.a. durch den Verzicht auf Magnesiumoxid im Durchschnitt deutlich niedriger als der in gepuderten Latexhandschuhen (siehe S. 83). Hieraus resultiert eine deutlich geringere Rate an Hautirritationen als relevante Wegbereiter für allergische Reaktionen.

Nachteilig ist der höhere Preis von ungepuderten Handschuhen, der aber im Vergleich zu den immensen Kosten für Umschulungsmaßnahmen von Latexallergikern aus wirtschaftlicher Sicht kein ernsthafter Diskussionspunkt sein kann. Inwieweit derzeit in wissenschaftlicher Erprobung stehende alternative Latices auf cis-1,4-Polyisoprenbasis, z.B. von Parthenium argentatum (Wüstenbusch in den USA und Mexiko; [26a]) eine allergologisch günstigere Alternative zum Naturlatex darstellen, bleibt abzuwarten.

7
Literaturverzeichnis

[1a] AHLROTH M, ALENIUS H, TURJANMAA K, MÄKINEN-KILJUNEN S, REUNALA T, PALOSUO T (1995) Cross-reacting allergens in natural rubber latex and avocado. J Allergy Clin Immunol 96: 167-173

[2a] AKASAWA A, HSIEH L, TANAKA K, LIN Y, TIKURA Y (1996) Identification and characterization of avocado chitinase with cross-reactivity to a latex protein (abstract) J Allergy Clin Immunol 97: 321

[3a] ALENIUS H, KALKKINEN N, LUKKA M, REUNALA T, TURJANMAA K, MÄKINEN-KILJUNEN S, YIP E, PALOSUO T (1995) Prohevein from the rubber tree (Hevea brasiliensis) is a major latex allergen. Clin Exp Allergy 24: 659-665

[4a] ALENIUS H, KALKKINEN N, LUKKA M, TURJANMAA K, MÄKINEN-KILJUNEN S, YIP E, PALOSUO T (1995) Purification and partial amino acid sequencing of a 27-kD natural rubber allergen recognized by latex-allergic children with spina bifida. Int Arch Allergy Immunol 106: 258-262

[5a] ALENIUS H, KALKKINEN N, PALOSUO T, TURJANMAA K, REUNALA T (1995) Mature hevein is a major natural rubber latex allergen (abstract). Eur Soc Dermatol Res, p 25, 25th Annual Meeting, Vienna

[6a] ALENIUS H, KALKKINEN N, REUNALA T, TURJANMAA K, PALOSUO T (1996) The main IgE-binding epitope of a major latex allergen, prohevein, is present in its N-terminal 43 amino acid fragment, hevein. J Immunol 156: 1618-1625

[7a] ALENIUS H, KALKKINEN N, TURJANMAA K, MÄKINEN-KILJUNEN S, REUNALA T, PALOSUO T (1996) Significance of the rubber elongation factor as a latex allergen. Int Arch Allergy Immunol 109: 362-368

[8a] ALENIUS H, KURUP V, KELLY K, PALOSUO T, TURJANMAA K, FINK J (1994) Latex allergy: frequent occurrence of IgE antibodies to a cluster of 11 latex proteins in patients with spina bifida and histories of anaphylaxis. J Lab Clin Med 1223: 712-720

[9a] ALENIUS H, MÄKINEN-KILJUNEN S, AHLROTH M, TURJANMAA K, REUNALA T, PALOSUO T (1996) Cross-reactivity between allergens in natural rubber and banana studied by immunoblot and immunoblot inhibition methods. Clin Exp Allergy 26: 341-348

[10a] ALENIUS H, MIKKOLA J, TURJANMAA K, REUNALA T, PALOSUO T (1997) Chitin-binding proteins in natural rubber latex (NRL) and in several plants contain cross-reacting IgE-binding epitopes. J Allergy Clin Immunol 99: 503

[11a] ALENIUS H, PALOSUO T, KELLY K, KURUP V, REUNALA T, MÄKINEN-KILJUNEN S, TURJANMAA K, FINK J (1993) IgE reactivity to 14-kD and 27-kD natural rubber proteins in latex-allergic children with spina bifida and other congenital anomalies. Int Arch Allergy Immunol 102: 61-66

[12a] ALENIUS H, REUNALA T, KALKKINEN N, SAARINEN J, MIKKOLA J, TURJANMAA K, PALOSUO T (1997) Cross-reactivity between chitin binding domains of wheat

germ agglutinin (WGA) and prohevein, a major latex allergen. Allergy 51: 44

[13a] ALENIUS H, TURJANMAA K, MÄKINEN-KILJUNEN S, REUNALA T, PALOSUO T (1994) IgE immune response to rubber proteins in adult patients with latex allergy. J Allergy Clin Immunol 93: 859-863

[14a] AVULA RB, MCCULLOUGH J, OWNBY DR (1995) Characterization of latex allergens for three different latex sensitive groups (Abstract). J Allergy Clin Immunol 95: 214

[15a] BAUR X, CHEN Z, ROZYNEK P, DÜSER M, RAULF-HEIMSOTH M (1995) Cross-reacting IgE antibodies recognizing latex allergens, including Hev b 1, as well as papain. Allergy 50: 604-609

[16a] BEEZHOLD DH, KOSTYAL DA, SUSSMAN GL (1997) IgE epitope analysis of the hevein preprotein; a major latex allergen. Clin Exp Immunol 108: 114-121

[17a] BEEZHOLD DH, SUSSMAN GL (1995) Identification of latex protein allergens. In: Latex protein allergy: the latest position. International Conference in Paris, January 11th, Conference Papers, Crain Communications Ltd. London, pp 19-27

[18a] BEEZHOLD DH, SUSSMAN GL, KOSTYAL DA, CHANG NS (1994) Identification of a 46-kD latex protein in health care workers. Clin Exp Immunol 98: 408-413

[19a] BEEZHOLD DH, SUSSMAN GL, LISS GM, CHANG NS (1996) Latex allergy can induce clinical reactions to specific foods. Clin Exp Allergy 26: 416-422

[20a] BIRCHER AJ, LANGAUER S, LEVY F, WAHL R (1995) The allergen of Ficus benjamina in house dust. Clin Exp Allergy 25: 228-233

[21a] BLANCO C, CARILLO T, CASTILLO R, QUIRALTE J, CUEVAS M (1994) Latex-allergy: clinical features and cross-reactivity with fruits. Ann Allergy 73: 309-314

[22a] BREHLER R, THEISSEN A, THEISSEN J, MERTES N, Hildebrand A (1996) Children as a risk group: relationship between protein allergy and surgical history. In: Latex protein allergy: managing the issue. International Conference in Amsterdam, February19th, Conference Papers,Crain Communications Ltd. London, pp 7-10

[23a] BROEKAERT I, LEE HI, KUSH A, CHUA NH, RAIKHEL N (1990) Wound-induced accumulation of mRNA containing a hevein sequence in laticifers of rubber tree (Hevea brasiliensis). Proc Natl Acad Sci USA 87: 7633-7637

[24a] CAPRILES-HULETT A, SANCHEZ-BORGES M, VON-SCANZONI C, MEDINA J (1995) Very low frequency of latex and fruit allergy in patients with spina bifida from Venezuela: influence of socioeconomic factors. Ann Allergy Asthma Immunol 75: 62-64

[25a] CAPRILES-HULETT A, SANCHEZ-BORGES M, VON-SCANZONI C, NUNEZ-MACHADO J, CAPRILES-BEHRENS E (1997) Very low prevalence of latex allergy in a tropical environment. J Allergy Clin Immunol 99: 159

[26a] CAREY A, CORNISH K, SCHRANK P, WARD B, SIMON R (1995) Cross-reactivity

of alternate plant sources of latex in subjects with systemic IgE-mediated sensitivity to Hevea brasiliensis latex. Ann Allergy 74: 317-320

[27a] CARILLO T, BLANCO C, QUIRALTE J, CASTILLO R, CUEVAS M, RODRIGUEZ de CASTRO F (1995) Prevalence of latex allergy among greenhouse workers. J Allergy Clin Immunol 96: 699-701

[28a] CHEN Z, POSCH A, LOHAUS C, RAULF-HEIMSOTH M, MEYER HE, BAUR X (1997) Isolation and identification of hevein as a major IgE-binding polypeptide in Hevea latex. J Allergy Clin Immunol 99: 402-409

[29a] CHYE ML, CHEUNG KY (1995) ß-1.3.-glucanase is highly expressed in laticifers of Hevea brasiliensis. Plant Mol Biol 29: 397-402

[30a] COLLINS RE, OLSON NY (1994) Evaluation for latex allergy in spina bifida patients (Abstract). Ann Allergy 72: 53

[31a] DELBOURG MF, GUILLOUX L, MONERET-VAUTRIN DA, VILLE G (1996) Hypersensitivity to banana in latex-allergic patients. Identification of two major banana allergens of 33 and 37 kD. Ann Allergy Asthma Immunol 76: 321-326

[32a] DELBOURG MF, MONERET-VAUTRIN DA, GUILLOUX L, VILLE G (1995) Hypersensitivity to latex and Ficus benjamina allergens. Ann Allergy Asthma Immunol 75: 496-500

[33a] DREXLER S, STREHL E, HEESE A, WENZEL D, STEHR K (1995) Prävalenz und Risikofaktoren der Soforttyp-Allergie gegen Latex bei Kindern mit Spina bifida. Monatsschr Kinderheilkd 143: 998-1002

[34a] FRANKLAND AW (1995) Food reactions in pollen and latex allergic patients. Clin Exp Allergy 25: 580-581

[35a] FUCHS TH (1994) Latex allergy (Letter to the Editor) J Allergy Clin Immunol: 951-952

[36a] GIDRO X, CHRESTIN H, TAN HL, KUSH A (1994) Hevein, a lectin-like protein from Hevea brasiliensis (Rubber tree) is involved in the coagulation of latex. J Biol Chem 269: 9278-9283

[37a] HADJILIADIS D, KHAN K, TARLO S (1995) Skin test responses to latex in an allergy and asthma clinic. J Allergy Clin Immunol 96: 431-432

[38a] HEESE A, LACHER U, KOCH HU, KUBOSCH J, GHANE Y, PETERS KP (1996) Aktuelles zum Thema Latex-Allergie. Hautarzt 47: 817-824

[39a] HEESE A, PETERS KP, KOCH HU, HORNSTEIN OP (1995) Allergien gegen Latexhandschuhe. Aktueller Trend, Risikofaktoren und Vorsichtsmaßnahmen. Allergologie 18: 358-365

[40a] HEESE A, PETERS KP, KOCH HU. HORNSTEIN OP (1994) Allergien gegen Latexhandschuhe. Welche Bedeutung haben sie und was sollte der Gynäkologe wissen. Gynäkologe 27: 336-347

[41a] HEILMAN DK, JONES RT, SWANSON MC, YUNGINGER JW (1996) A prospective, controlled study showing that rubber gloves are the major contributor to latex aeroallergen levels in the operating room. J Allergy Clin Immunol 98: 325-330

[42a] Hovanec-Burns D, Corrao M, Ordonez M, Unver E (1994) Another latex-crossreactive food allergen: soybean [Abstract]. J Allergy Clin Immunol: 99

[43a] Hovanec-Burns D, Ordonez M, Corrao M, Enjamuri S, Unver E (1995) Identification of another latex-crossreactive food allergen: peanut (Abstract) J Allergy Clin Immunol 95: 150

[44a] Jaggi KJ, Hovanec-Burns D, Unver E (1995) Existence of profilin in latex allergen [Abstract]. J Allergy Clin Immunol 95: 212

[45a] Jekel PA, Hartmann BH, Beintema JJ (1991) The primary structure of hevamine, an enzyme with lysozyme/chitinase activity from Hevea brasiliensis latex. Eur J Biochem 200: 123-130

[46a] Klinge J, Wild F, Drexler S, Heese A, Scharf J (1994) Schwerer Narkosezwischenfall durch Sensibilisierung auf Latex. Monatsschr Kinderheilkd 142: 784-786

[47a] Konz KR, Chia JK, Kurup VP, Resnick A, Kelly KJ, Fink JN (1995) Comparison of latex hypersensitivity among patients with neurologic defects. J Allergy Clin Immunol 95: 950-954

[48a] Kurup VP, Kelly T, Elms N, Kelly K, Fink J (1994) Cross-reactivity of food allergens in latex allergy. Allergy Proc 15: 211-216

[49a] Latasa M, Dieguez I, Sanz ML, Parra A, Pajaron MJ, Oehling A (1995) Fruit sensitization in patients with allergy to latex. J Investig Allergol Clin Immunol 5: 97-102

[50a] Lavaud F, Prevost A, Cossart C, Guerin L, Bernard J, Kochman S (1995) Allergy to latex, avocado pear, and banana: evidence for a 30 kD antigen in immunoblotting. J Allergy Clin Immunol 95: 557-564

[51a] Lee HI, Broekaert WF, Raikhel NV (1991) Co- and post-translational processing of the hevein preprotein of latex of the rubber tree (Hevea brasiliensis). J Biol Chem 256: 15944-15948

[52a] Lu Lj, Kurup VP, Hoffman DR, Kelly KJ, Murali PS, Fink JN (1995) Characterization of a major latex allergen associated with hypersensitivity in spina bifida patients. J Immunol 155: 2721-2728

[53a] Mäkinen-Kiljunen S (1994) Banana allergy in patients with immediate-type hypersensitivity to natural rubber latex: characterization of cross-reacting antibodies and allergens. J Allergy Clin Immunol 93: 990-996

[54a] McCullough JA, Rau SG, White AH, Ownby DR (1997) Evaluation of latex-ragweed cross-reactivity by Immunoblot inhibition. J Allergy Clin Immunol 99: 343

[55a] Merrett TG, Merrett J, Kekwick R (1995) Prevalence of latex specific IgE antibodies in the UK, Ann Allergy 2:50

[56a] Michael T, Niggemann B, Moers A, Seidel U, Wahn U, Scheffner D (1996) Risk factors for latex allergy in patients with spina bifida. Clin Exp Allergy 26: 934-939

[57a] Mikkola J, Alenius H, Turjanmaa K, Palosuo T, Reunala T (1997) Molecu-

lar identification of cross-reacting allergens in natural rubber latex and banana [abstract]. J Allergy Clin Immunol 99: 342

[58a] MOUNEDJI N, GOACOLOU I, MATHELIER-FUSADE P, LEVY DA, LEYNADIER F (1997) Sensitivity to pollen and foods in latex-allergic patients. J Allergy Clin Immunol 99: 495

[59a] MUSARRA A, ISOLA S, SERGI A, SUSI R, CILIA M, PURELLO D, AMBROSIO F (1996) Incidence of reactivity to latex in subjects with respiratory allergies. Allergy 51: 46

[60a] OWNBY DR, OWNBY HE, MCCULLOUGH J, SHAFER AW (1996) The prevalence of anti-latex IgE antibodies in 1000 volunteer blood donors. J Allergy Clin Immunol 97: 1188-1192

[61a] PALOSUO T (1996) Identifying and quantifying natural rubber latex protein allergens. In: Latex protein allergy: managing the issue. International Conference in Amsterdam, February 19th, Conference Papers, Crain Communications Ltd. London, pp 11-15

[62a] PALOSUO T (1996) Natural rubber latex allergens. Allergy 51: 18

[63a] PALOSUO T (1996) Significance of the rubber elongating factor as a latex allergen. Int Arch Allergy Immunol 109: 362-368

[64a] PALOSUO T, ALENIUS H, MÄKINEN-KILJUNEN S, REUNALA T, TURJANMAA K (1997) Concentrations of hevein and rubber elongation factor (REF) in relation to total allergen activity in extracts of medical gloves. J Allergy Clin Immunol 99: 342

[65a] PALOSUO T, ALENIUS H, TURJANMAA K, MÄKINEN-KILJUNEN S, REUNALA T (1994) Detection of antigenic epitopes oft the 27kD latex allergen in rubber products (Abstract). J Allergy Clin Immunol 93: 181

[66a] PÉREZ-CAMO I, QUIRCE S, DURAN MA, JULIA B, MADERA JF, CUEVAS M, LOSADA E (1996) Latex allergy: evidence of cross-reactivity with papain and bromelain (Abstract). Allergy 51: 48

[67a] PITTMAN T, KIBURZ J, STEINHARDT G, KROCK J, GABRIEL K (1995) Ethylene oxide allergy in children with spina bifida. J Allergy Clin Immunol 96: 486-488

[68a] PITTMAN T, KIBURZ J, GABRIEL K, STEINHARDT G, WILLIAMS D, SLATER J (1995) Latex allergy in children with spina bifida. Pediatr Neurosurg 22: 96-100

[69a] POSCH A, CHEN Z, WHEELER C, DUNN MJ, RAULF-HEIMSOTH M, BAUR X (1997) Characterization and identification of latex allergens by two-dimensional electrophoresis and protein microsequencing. J Allergy Clin Immunol 99: 385-395

[70a] REINHEIMER G, OWNBY DR (1995) Prevalence of latex-specific IgE antibodies in patients being evaluated for allergy. Ann Allergy Asthma Immunol 74: 184-187

[71a] SLATER JE, MOSTELLO LA, SHAER C (1991) Rubber specific IgE in children with spina bifida. J Urology 146: 578-579

[72a] STREBL H, HEESE A, DREXLER H, PETERS KP, SCHMID K (1995) Sensibilisierungsraten gegen Latex bei angehenden KrankenpflegeschülerInnen. In:

Schiele R, Beyer B, Petrovitch A (Hrsg.) Dokumentationsband über die Verhandlungen der Deutschen Gesellschaft für Arbeitsmedizin und Umweltmedizin e.V., Rindt Druck Fulda Stuttgart, S. 343-346

[73a] SUBRAMANIAM A (1995) The chemistry of natural rubber latex. In: Fink J, (ed.) Latex Allergy. Immunology and Allergy Clinics of North America, 15: 1-20. W.B. Saunders Company Philadelphia, PA

[74a] SUSSMAN GL, BEEZHOLD DH, PERELLA FW, JONES J (1995) IgE-dependent reactions to urologic catheter extracts by skin testing in latex-allergic patients. Ann Allergy Asthma Immunol 75: 133-137

[75a] SUSSMAN GL, LEM D, LISS G, BEEZHOLD D (1995) Latex allergy in housekeeping personnel. Ann Allergy Asthma Immunol 74: 415-418

[76a] SUSSMAN GL, LISS GM (1997) Latex allergy: epidemiologic study of 1351 hospital workers. J Allergy Clin Immunol 99: 344

[77a] SWANSON MC, BUBAK ME, HUNT LW, YUNGINGER JW, WARNER MA, REED CE (1994) Quantification of occupational latex aeroallergens in a medical center. J Allergy Clin Immunol 94: 445-451

[78a] TARLO SM, SUSSMAN GL, HOLNESS DL (1997) Latex sensitivity in dental students and staff: A cross-sectional study. J Allergy Clin Immunol 99: 396-401

[79a] TARLO SM, SUSSMAN G, CONTALA A, SWANSON MC (1994) Control of airborne latex by use of powder-free latex gloves. J Allergy Clin Immunol 93: 985-989

[80a] TAYLOR J, PRADITSUWAN P (1996) Latex allergy. Review of 44 cases including outcome and frequent association with allergic hand eczema. Arch Dermatol 132: 265-271

[81a] TOMAZIC V, SHAMPAINE E, LAMANNA A, WITHROW T, ADKINSON N, HAMILTON R (1994) Cornstarch powder on latex products is an allergen carrier. J Allergy Clin Immunol 93: 751-758

[82a] TRUSCOTT W (1995) New proposals for the increased incidences of immediate type hypersensitivity to latex. J Allergy Clin Immunol 95: 252

[83a] TURJANMAA K, ALENIUS H, MÄKINEN-KILJUNEN S, REUNALA T, PALOSUO T (1996) Natural rubber latex allergy. Allergy 51: 593-602

[84a] TURJANMAA K, CACIOLI P, THOMPSON RL, SIMLOTE P, LOPEZ M (1995) Frequency of natural rubber latex allergy among US operating room nurses using skin prick testing (Abstract). J Allergy Clin Immunol 95: 214

[85a] TUSERA TV, LEYNADIER F, LEVY DA (1995) Latex allergy in operating room nurses. J Allergy Clin Immunol 95: 151

[86a] VALENTA R, DICHENE M, EBNER C et al. (1992) Profilins constitute a novel family of functional plant pan-allergens. J Exp Med 175: 377-385

[87a] VALLIER P, BALLAND S, HARF R, VALENTA R, DEVILLER P (1995) Identification of profilin as an IgE-binding component in latex from Hevea brasiliensis: clinical implications. Clin Exp Allergy 25: 332-339

[88a] VANDENPLAS O, DELWICHE JP, EVRARD G et al (1995) Prevalence of occupational asthma due to latex among hospital personnel. Am J Respir Crit Care Med 151: 54-60

[89a] Vogel LC, Schrader T, Lubicky JP (1995) Latex allergy in children and adolescents with spinal cord injuries. J Pediatr Orthop 15: 517-520
[90a] Voitenko V, Poulsen LK, Nielsen L, Norgaard A, Bindslev-Jensen C, Stahl Skov P (1997) Allergenic properties of kiwi-fruit extract: cross-reactivity between kiwi-fruit and birch-pollen allergens. Allergy 52: 136-143
[91a] van der Walle HB, Brunsveld VM (1995) Latex allergy among hairdressers. Contact Dermatitis 32: 177-178
[92a] Yagami T, Sato M, Nakamura A (1995) Plant defense-related proteins eluting from latex gloves and ammoniated latex: potential latex allergens. J Nat Rubb Res 10: 100-107
[93a] Yagami T, Sato M, Nakamura A, Shono M (1995) One of the rubber latex allergens is a lysozyme. J Allergy Clin Immunol 96: 677-686
[94a] Yassin MS, Lierl MB, Fischer TJ, Obrien K, Cross J (1994) Latex allergy in hospital employees. Ann Allergy 72: 245-249
[95a] Yitalo L, Turjanmaa K, Alenius H, Palosuo T, Reunala T (1996) Natural rubber latex allergy in children [Abstract] Allergy 51: 100

Stichwortverzeichnis

Akzeleratoren 25
AlaSTAT 101
allergenarme Handschuhe 110
– allergologisch relevante Eigenschaften 110
Allergene im Naturlatex 151
Allergene, häufige inhalative 39
Allergene 30, 54
– Untersuchungen 30
– Untersuchungsergebnisse 54
Allergenhäufigkeit 30, 54
– Untersuchungen 30
– Untersuchungsergebnisse 54
Allergien vom Soforttyp 26
Allergien vom Spättyp 25
Allergietest SX1 38, 39, 68
– Zahnmedizinstudenten 68
Allergietestung 55, 59, 95, 98
– Ergebnisse 59
– Ergebnisse von Epikutan-Testungen 55
– Probleme und Optimierung 95
allergische Grundreaktionen nach Coombs und Gell 132
allergische Reaktionen 23, 141
– Klinik und Epidemiologie 141
allergisches Kontaktekzem 25
allergologische Abklärung 94, 97
– Typ-I-Allergien 97
– Typ-IV-Allergien 94
Amine 96
anaphylaktische Schockreaktionen 70
Anaphylaxie 30
– Diagnostik 30
Antioxidanzien 26
arbeitsplatzbezogene Provokationstestungen 102
asthmatische Spätreaktion 102
Atopie 105
– Typ-I-Allergie 105
Atopiker 38, 68, 69
– Prävalenz einer Typ-1-Allergie 38, 69

atopische Diathese 104
– Typ-I-Allergien 104
– Typ-IV-Allergien 104
atopische Erkrankungen 65
atopische Hautdiathese 29, 47
– Handekzeme 47
atopische Schleimhautdiathese 46
– spezifischer IgE-Antikörper gegen Naturlatex und Früchte 46
Avocado 46, 80, 153

Banane 46, 80, 153
Beifußallergene 155
Benzothiazole 33
Benzothiazolreihe 26
Benzoylperoxid 31
Berufsgruppen 55
Berufszweige 145
– Typ-I-Allergien 145
Birkenpollen 46
Blutspender 145
– Typ-I-Allergien 145
Bradford-Methode 50, 156, 158
bronchiale Hyperreagibilität 42

Carba-Mix 31, 45, 55, 78, 96
– Ansprechraten im Epikutantest 45, 78
– Ergebnisse von Epikutan-Testungen 55
– falsch-positive Epikutan-Testreaktion 96
Casein 28
Cetylpyridiniumchlorid 26, 31, 57, 97
– Ergebnisse der Epikutan-Testungen 57
Chlorinierung 110
cis-1,4 Polyisopren 21

Diagnostik von Allergien gegen Naturlatex-Handschuhe 43, 75
– Untersuchungen zur Optimierung 43
– Untersuchungsergebnisse zur Optimierung 75
Dibenzothiazyldisulfid 31, 33

Dipentamethylenthiuramdisulfid 31, 33
1,3-Diphenylguanidin 31, 33
4,4'-Dihydroxydiphenyl 31
Dithiocarbamate 21
– Zinkdiethyldithiocarbamat 21
4,4-Dithiodimorpholin 97
Dithiocarbamate 33, 45, 55, 94
– Ergebnisse von Epikutan-Testungen 55
– Allergenhäufigkeiten 94
Dithiocarbamatreihe 26
DPG 28, 45, 78

Einflußfaktoren 103
– Typ-I-Allergien 103
– Typ-IV-Allergien 103
Ekzem 30
– Diagnostik 31
Endotoxine 29
Epikutan-Test 30, 45, 77, 95
– Diagnostik 30
– Ansprechraten von Carba-Mix 45
– Carba-Mix 95
– Latexhandschuhmaterial 97
– Mercapto-Mix 95
– PPD (black rubber)-Mix 95
– Thiuram-Mix 95
Epikutan-Testergebnisse 44, 78
– Ansprechraten im Epikutantest 44
– Carba-Mix 78
Epikutan-Testreaktionen 95
– Latexmilch 95
Epoxyharze 22
Eßkastanie 46, 80, 153
Ethylenoxid 28, 29, 40, 98
Ethylenoxid-CAP-FEIA 70
– Spina bifida und urologische Fehlbildungen 70
Euphorbiaceae 21

Ficus benjamina 156
Flow, maximaler exspiratorischer 41
forcierte exspiratorische Volumen über 1 Sekunde (FEV 1) 41
forcierte Vitalkapazität (FVC) 41
Friseure 145
– Typ-I-Allergien 145

ganzkörperplethysmographische Spirometrie 42
Ganzkörperplethysmographie 41
Gewächshausarbeiter 145
– Typ-I-Allergien 145
Gummi 21
Gummichemikalien 33
Gummiinhaltsstoffe 31, 33, 56
– Testreihe zur Abklärung einer Kontakturtikaria 33
– Ergebnisse von Epikutan-Testungen 56
Gummiverlängerungsfaktor 28, 151
Guttapercha 46, 47, 80, 82, 112
– Kreuzreaktionen mit Naturlatex 47
– Prick-Testreaktion 82
– Prick-Testungen 47

Handekzeme 55, 58, 65, 104
– Typ-I-Allergien 58, 104
– Typ-IV-Allergien 104
Handekzeme, subtoxisch-kumulative 47
Handschuh-permeable Substanzen 22
– Methylmethacrylate 22
– Nickelsulfat 22
– Epoxyharze 22
– Paraphenylendiamin 23
– Thioglycolate 23
– Zytostatika 23
Handschuhpuder 26, 28, 31, 33, 34, 56, 97, 98, 141
– Ergebnisse von Epikutan-Testungen 56
– pH-Wert 141
– SDS-Gelelektrophoretische Auftrennungen 98
– Typ-I-Allergie 97
Handschuh-Trageversuch 30, 36
– Diagnostik 30
Hevamin 153
Hevea brasiliensis 21
Hevein 28, 152
Hexamethylentetramin 31
High Pressure Liquid Chromatography (HPLC) 156, 158

Histamin-Release-Test 34, 61, 101
– Ergebnisse 61
hoch-ammoniakalische Latexmilch 44
– Ansprechraten im Prick-Test 44
Hydrochinonmonobenzylether 31

ICDRG (International Contact Dermatitis Research Group) 32
IgE-Antikörper gegen Naturlatex 69
IgE-Konzentration 68
– Zahnmedizinstudenten 68
IgE-vermitteltes Kontaktekzem 32
– Diagnostik 32
In-vitro-Diagnostik 101
– Zuverlässigkeit 101
Irgalite Orange 97
Irritation 47, 82
– durch medizinische Einmalhandschuhe 47, 82
irritative Reaktionen 29
– Auslöser 29

Kartoffel 153
Kautschuk 21
Kautschukbäume 21
46 kD-Protein 152
Kiwi 46, 80, 153
Kontaktekzeme 30, 31, 36
– Diagnostik 30
– Handschuh-Trageversuch 36
Kontakturtikaria 32, 36
– Diagnostik 32
– Handschuh-Trageversuch 36
Kontakturtikaria-Syndrom nach von Krogh und Maibach 26, 58
Kreuzreaktionen 80
– zwischen Naturlatex und bestimmten Früchten 46, 80
Kreuzreaktionen zwischen Naturlatex und bestimmten Früchten 46
– Prick-Testungen 46
– spezifischer IgE-Antikörper 46
– CAP-FEIA 46
Kunstgummiarten 21

late cutaneous reaction 33
Latex 21
Latexallergie mit Schleimhautsymptomatik 41
– rhinomanometrische und ganzkörperplethysmographische Untersuchungen 41
– Provokationstestung zur kutan-hämatogenen Auslösung 41
– Provokationstestung inhalativ 42
– bronchiale Hyperreagibilität 42
Latexallergie 150
– präoperative Vorbereitungen 150
Latex-CAP-FEIA 30, 34, 39, 40, 61, 69, 70, 90, 101
– Ansprechrate 101
– Definition der CAP-Klassen 34
– Diagnostik 30
– Ergebnisse 61
– Korrelation klinischer Stadien der Latexallergie 101
– Medizinstudenten 69
– Spina bifida und urologische Fehlbildungen 70
– Zahnmedizinstudenten 101
Latex Elisa for Antigenic Proteins (LEAP) 156, 158
Latex-Frucht-Syndrom 153
Latexhandschuhe 21, 110
– Proteinreduktion 110
Latexhandschuhextrakt 59
– Ergebnisse der Allergietestungen 59
Latexmilch 31, 32, 43, 66, 68, 95
– akzeleratorfrei 31, 32
– Epikutan-Testreaktionen 95
Latexmilch, akzeleratorfreie 57
– Ergebnisse der Epikutan-Testungen 57
Latexmilch, hoch-ammoniakalische, akzeleratorfreie 59, 100
– Ansprechraten im Prick-Test 43
– Ergebnisse der Allergietestungen 59
– Prick-Testungen bei Zahnmedizinstudenten 66
Latexproteine 21, 26, 28
– Inhalation 26
Latex-RAST 38, 65, 68
– Zahnmedizinstudenten 68

Stichwortverzeichnis

LEAP-Methode 50
Lowry-Methode, modifizierte 156, 157

MBT 28
medizinische Berufe 58, 105, 106, 145
– Typ-I-Allergien 58, 105, 106, 145
medizinische Einmalhandschuhe 47, 48, 82, 83, 111, 131, 135
– Akzeleratoren 135
– Ergebnisse zu irritativen Eigenschaften 82
– Hersteller-/Vertriebsadressen 139
– Materialien 131
– pH-Wert 111
– pH-Werte in Handschuheluaten 48, 82
– pH-Werte wäßriger Extrakte 83
– Preise 135
– Proteingehalt 135
– Untersuchungen zu irritativen Eigenschaften 47
Medizinstudenten 39
– Prävalenz einer Typ-I-Allergie 39
Mercaptobenzothiazol 31, 33, 55, 94
– Allergenhäufigkeiten 94
– Ergebnisse von Epikutan-Testungen 55
Mercapto-Mix (MM) 55
– Ergebnisse von Epikutan-Testungen 55
Methylcyclohexyldimethylphenol 97
Methylmethacrylate 22
Morpholinylmercaptobenzothiazol 31, 33

N,N'-di-β-naphthyl-p-phenylendiamin 31
N,N'-Dibutylthioharnstoff 31, 33
Naturlatex 21, 46, 134, 153
– Kreuzreaktionen zwischen Naturlatex und Früchten 46, 153
– Haushalt und Freizeit 134
– im medizinischen Bereich 134
Naturlatex-Extrakt 44
– Ansprechraten im Prick-Test 44
– allergenarm 51
Naturlatex-Handschuhe 22, 23, 49, 51, 87 101, 110, 141, 156, 159
– Allergien und Irritationen 141
– allergologisch relevante Eigenschaften 110
– Bestimmung der Proteinkonzentrationen 49, 156
– Bestimmung des Allergengehaltes 159
– Ergebnisse zu allergologisch relevanten Parametern 87
– Intoleranzreaktionen 22
– Proteinkonzentrationen 87
– Typ-I-Kontaktekzem („Proteindermatitis") 101
– Untersuchungen zu allergologisch relevanten Parametern 49
Naturlatex-Membranen 51, 90
– allergologische Eigenschaften nach unterschiedlichen Extraktionen 51, 90
Naturlatexproteine 102
– Inhalation 102
N-Cylohexyl-2-benzothiazylsulfenamid 31, 33
nicht-medizinische Berufe 145
– Typ-I-Allergien 145
Nickelsulfat 22
N-Isopropyl-N'-phenyl-p-phenylendiamin 31, 33
Nitrilkautschuk 21
N-Phenyl-N'-cyclohexyl-p-phenylendiamin 31

Okklusionseffekte 141
OP-Handschuhe 48, 49, 84, 85, 86
– pH-Werte auf ekzematös veränderter Haut 86
– pH-Werte auf ekzematöser Haut 84
– pH-Werte auf ekzematöser Haut nach Exposition 49
– pH-Werte auf gesunder Haut 85
– pH-Werte auf gesunder und ekzematöser Haut nach Exposition 48

Paraphenylendiamin 23, 55
– Ergebnisse von Epikutan-Testungen 55
Patienten mit atopischen Erkrankungen 147
– Typ-I-Allergien 147
Pfirsich 46, 80
Phenyl-β-naphthylamin 31
pH-Werte 48
– medizinische Einmalhandschuhe 48

pH-Werte der Haut 48, 49, 84
– nach Tragen von OP-Handschuhen 48, 49, 84
Polychloropren 21
PPD 28
Prenyltransferase 28
Prick- oder Scratch-Test 30
– Diagnostik 30
Prick-Test 43, 44, 51, 52, 90, 100
– auf ammoniakalische Latexmilchen 100
– auf wäßrige Latexhandschuhextrakte 100
– Ansprechraten auf kommerzielle Naturlatex-Extrakte 100
– Ansprechraten unterschiedlicher Latexmilchen 43
– Ansprechraten von Latexmilch, wäßrigen Handschuhextrakten und kommerziellen Naturlatex-Extrakten 44
– ausgehärteter Naturlatex 43
– Benzothiazole 98
– Biosorb®-Handschuhpuder 40
– Dithiocarbamat 98
– Guttapercha 47, 82
– Handschuhmaterial aus Naturlatex vor und nach wäßriger Extraktion 51, 87
– hoch-ammoniakalische, akzeleratorfreie Latexmilch 38, 40
– Muskelrelaxanzien 40
– Naturlatex-Membranen 51, 52, 90
– Narkotika 40
– Naturlatex und Früchte 80
– Thiurame 98
Prick-Testergebnisse 66, 70, 75, 76
– Ansprechraten unterschiedlicher Latexmilchen im Vergleich zu ausgehärtetem Naturlatex 75
– hoch-ammoniakalische Latexmilch
– kommerzielle Naturlatex-Extrakte 76
– Spina bifida und urologische Fehlbildungen 70
– wäßrige Handschuhextrakte 76
– Zahnmedizinstudenten 66
Prick-Testreaktion 33, 68, 111
– Beurteilung nach Ring 33

– Naturlatex und bestimmte Früchte 111
– unklare Stichreaktion 68
Profiline im Naturlatex 155
Protein; kD 100 bis 110 152
Proteinbestimmung 50
– nach Bradford 50
– nach der LEAP-Methode 50
Proteindermatitis 32, 59
– Diagnostik 32
– Ergebnisse der Allergietestungen 59
Proteinkonzentrationen 49, 87
– Naturlatex-Handschuhe 49, 87
Provokation der Schleimhautsymptome 102
– symptomfreies Intervall 102
PVC-Handschuhe 57
– Ergebnisse der Epikutan-Testungen 57

Raumpflegerinnen 145
– Typ-I-Allergien 145
Reaktionen vom anaphylaktischen Typ 26
Rehabilitation 52, 92, 103
– bei Typ-I-Allergien 52, 92
– Latexallergiker mit Schleimhautsymptomatik 103
Rehabilitationsmaßnahmen 109
– Typ-I-Allergie 109
Rhinomanometrie
rhinomanometrische und ganzkörperplethysmographische Untersuchungen 41, 71
– Ergebnisse 71
Risikofaktoren 36, 65, 105, 108
– kumulativ-subtoxische Handekzeme 108
– Typ-I-Allergie 36, 65, 105
Risikogruppe 37–40, 64, 68–70
– bei atopischer Diathese oder klinisch manifester Atopie 38
– Medizinstudenten 39
– Prävalenz einer Typ-I-Allergie 37–39
– Prävalenz einer Typ-I-Allergie bei atopischer Diathese oder klinisch manifester Atopie 68
– Prävalenz einer Typ-I-Allergie bei Medizinstudenten 69

Stichwortverzeichnis

– Prävalenz einer Typ-I-Allergie bei Zahnmedizinstudenten 64
– Typ-I-Allergien bei Spina bifida und urologischen Fehlbildungen 40
rubber elongation factor (REF) 28
rubber factor 97

Schleimhautsymptomatik 41, 71
– Auslösung 102
– Ergebnisse der rhinomanometrischen und ganzkörperplethysmographischen Untersuchungen 71
– Inhalation von an Handschuhpuderpartikel gebundenen Latexproteinen 41
– inhalative Auslösung 42
– kutane, kutan-inhalative und inhalative Auslösung 103
– kutan-hämatogene Auslösbarkeit 41, 102
– Provokationstestungen 41
– Provokationstestung zur kutan-hämatogenen Auslösung 41
Scratch-Chamber-Test 30
– Diagnostik 30
Scratch-Testresultate 59
– Akzeleratoren 59
Scratch-Testungen 32
Soforttyp-Allergien 142
– Trend 142
Spätphasereaktion 33
Spina bifida 40, 70, 107, 148
– Latex- und Ethylenoxid-CAP-FEIA 70
– gruppenspezifischer Faktor 148
– Typ-I-Allergien 148
Standardreihe der DKG 31
subtoxisch-kumulative Ekzeme 141
Synthesekautschuk 21

Testblock 39
– für häufige inhalative Allergene 39
Tetraethylthiuramdisulfid 31, 33
Tetramethylthiuramdisulfid 21
Tetramethylthiurammonosulfid 31, 33
Tetrametylthiuramdisulfid 31, 33
Thioglycolate 23
Thioharnstoffe 26

Thiurame 21, 26, 33, 44, 55, 94, 104
– Allergenhäufigkeiten 94
– Ansprechraten im Epikutantest 77
– Ergebnisse von Epikutan-Testungen 55
– Tetramethylthiuramdisulfid 21
Thiuram-Mix (TM) 55
– Ergebnisse von Epikutan-Testungen 55
TMTD 28
Tomate 153
trans-1,4-Polyisopren 47
– Kreuzreaktionen mit Naturlatex 47
– Prick-Testungen 47
Trend, aktueller 103
– Typ-I-Allergien 103
– Typ-IV-Allergien 103
Typ-I-Allergene 43, 75
– Ansprechraten unterschiedlicher Latexmilchen 43
– Ansprechraten unterschiedlicher Latexmilchen im Vergleich zu ausgehärtetem Naturlatex 75
– ausgehärteter Naturlatex 43
– Prick-Test 43
Typ-I-Allergie 26, 28, 36–40, 52, 54, 58–60, 64, 65, 70, 92, 97, 98, 105, 109, 141, 144, 145, 147, 148
– Allergietestung 98
– allergologische Abklärung 97
– anamnestische Daten 54
– anaphylaktische Schockreaktionen 26
– Anstieg 141
– Asthma bronchiale allergicum 26
– Atopiker 58
– Auslöser 28
– Berufszweige mit häufiger Handschuhexposition 145
– Handekzeme 58
– Handschuhpuder 97
– Häufigkeiten und Risikofaktoren 36, 64
– in bestimmten Risikogruppen 144
– Kontakturtikaria 26
– medizinische Berufe 145
– Patienten mit atopischen Erkrankungen 147
– Prävalenz 37–39

– Rehabilitation 52, 109
– Rhinitis, Konjunktivitis 26
– Risikofaktoren 65
– Risikogruppe 37–40, 70
– Risikoprävalenz 64
– Schweregrad der klinischen Symptomatik 60
– Spina bifida 148
– Studienergebnisse zur Rehabilitation 92
– Untersuchungsergebnisse 58
– Zunahme 59
– Zunahme in Erlangen 1989–1993 60
Typ-I-Allergiker 54
– atopische Erkrankungen 54
– Berufe 54
– Durchschnittsalter 54
– vorbestehendes Handekzem 54
Typ-IV-Allergene 44, 77
– Ansprechraten von Thiuramen 44, 77
Typ-IV-Allergie 25, 31, 54, 54, 55, 57, 94, 95, 97, 142
– Allergenhäufigkeiten 94
– Allergietestung 95
– allergisches Kontaktekzem 25
– allergologische Abklärung 94
– anamnestische Daten 54
– Auslöser 25
– Diagnostik 31
– Ergebnisse von Epikutan-Testungen 55
– Latex 95
– Optimierung der Diagnostik 97
– Prävalenzen in Erlangen 1989–1993 57
– rückläufiger Trend 142
– Untersuchungsergebnisse 54
– Zunahme 57

Typ-IV-Allergiker 54
– atopische Erkrankungen 54
– Berufe 54
– Durchschnittsalter 54
– vorbestehendes Handekzem 54

urologische Fehlbildungen 40, 70, 107
– Latex- und Ethylenoxid-CAP-FEIA 70
Urtikaria 30
– Diagnostik 30
Urticaria factitia 65

vorbestehende Operationen 107
– Typ-I-Allergie 107

Vulkanisatoren 26

wäßrige Handschuhextrakte 44
– Ansprechraten im Prick-Test 44
Weizenkeimagglutinin 155

Zahnmedizinstudenten 37
– Latex-RAST 68
– Prävalenz einer Typ-I-Allergie 37, 64
– Prävalenzen Latexallergie 66
Zinkdibutyldithiocarbamat (ZDBC) 28, 31, 33, 45, 78
Zinkdiethyldithiocarbamat (ZDC) 21, 28, 31, 33, 45, 78, 96
Zinkdimethyldithiocarbamat (ZDMC) 28, 45, 78, 96
Zink-N'N-ethyl-phenyldithiocarbamat (ZEPC) 45, 78, 96
ZPD 28
Zytostatika 23